K. Hierholzer, N. Rietbrock   BERLINER SEMINAR 3

BERLINER SEMINAR 3

Physiologische und pharmakologische Grundlagen der Therapie

Konzentrationsmessungen von Pharmaka,
Bedeutung für Klinik und Praxis

Herausgegeben von
K. Hierholzer, N. Rietbrock

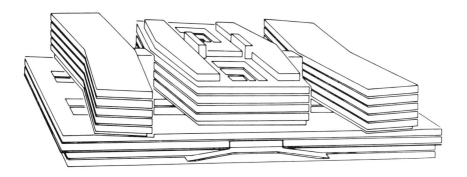

Oktober 1979

Friedr. Vieweg & Sohn · Braunschweig/Wiesbaden

CIP-Kurztitelaufnahme der Deutschen Bibliothek

Physiologische und pharmakologische Grundlagen der Therapie/
hrsg. von K. Hierholzer ; N. Rietbrock. – Braunschweig, Wiesbaden : Vieweg.
   Teilw. im Perimed-Verl. Straube, Erlangen. –
   Teilw. mit d. Erscheinungsort: Braunschweig.
NE: Hierholzer, Klaus [Hrsg.]
Konzentrationsmessungen von Pharmaka :
Bedeutung für Klinik u. Praxis / Berliner Seminar 3.
Oktober 1979. – 1980.
   ISBN 3-528-07904-5

NE: Berliner Seminar ‹03, 1979›

1980
Alle Rechte vorbehalten
© Friedr. Vieweg & Sohn Verlagsgesellschaft mbH, Braunschweig 1980

Gesamtherstellung: Mohndruck Graphische Betriebe GmbH, Gütersloh
Printed in the Federal Republik of Germany
ISBN 3-528-07904-5

Inhaltsverzeichnis

Einführung

von K. Hierholzer

Meine Damen und Herren, es ist mir eine Freude und Ehre, Sie hier begrüßen und damit das 3. Berliner Seminar eröffnen zu können.

Die Berliner Seminare bekommen jetzt schon so etwas wie Tradition. Ursprünglich waren sie geplant — und das ist auch noch heute das Ziel — pathophysiologische und pathopharmakologische Informationen zu übermitteln, soweit diese relevant sind für Klinik und Praxis; der Graben zwischen Theorie und Praxis soll überbrückt werden. Ich freue mich deshalb ganz besonders, daß auch heute wieder Kollegen aus verschiedenen Disziplinen, niedergelassene Kollegen, Kollegen aus der Klinik und Kollegen aus experimentell-theoretischen Instituten unserer Einladung gefolgt sind.

Ganz herzlich möchte ich natürlich diejenigen begrüßen, die von Westdeutschland nach Berlin gekommen sind. Ich freue mich besonders, daß einige Kollegen, die ursprünglich hier an der Freien Universität tätig waren, als Referenten zu uns nach Berlin zurückgekommen sind.

Als Thema haben wir für dieses Seminar die „Konzentrationsmessung von Pharmaka", ihre Bedeutung für Klinik und Praxis gewählt, weil wir der Ansicht sind, daß die mit Konzentrationsmessungen verbundenen experimentellen, theoretischen und klinischen Probleme zunehmend an Bedeutung gewinnen.

Bevor wir mit dem wissenschaftlichen Teil beginnen, möchte ich der Firma Beiersdorf dafür danken, daß sie uns finanziell und organisatorisch unterstützt und damit dieses Symposion ermöglicht hat.

Innere Abteilung, Schloßparkklinik Berlin

Konzentrationsbestimmungen von Pharmaka im Serum. Pharmakokinetische und pharmakodynamische Parameter der Therapiekontrolle

H.-F. Vöhringer und G. A. Neuhaus

Eine fundamentale Prämisse in der Pharmakologie besagt, daß die pharmakologische Wirkung durch die Menge des Pharmakons am Wirkort bestimmt wird. Die Menge des Pharmakons am Wirkort ist eine Funktion der applizierten Dosis. Zwischen der Applikation des Arzneimittels und der Stärke seiner pharmakologischen Wirkung sind zahlreiche Vorgänge eingeschaltet, die enorme intra- und interindividuelle Unterschiede in der Dosis/Wirkungsbeziehung hervorrufen können.

Diese Vorgänge können im wesentlichen in drei Abschnitte zusammengefaßt werden (Abb. 1): Erstens die Serum/Plasmakonzentration, zweitens die Konzentration des Pharmakons am Wirkort und drittens die dadurch bedingte Wirkungsintensität des Arzneimittels. Die beiden ersten Faktoren beschreiben die Pharmakokinetik eines Arzneimittels, also die quantitative Auseinandersetzung des Organismus mit dem Pharmakon, während die dritte Variable den qualitativen Einfluß des Pharmakons auf den Organismus, nämlich die Pharmakodynamik, beinhaltet. Im folgenden soll versucht werden, diese Parameter bzw. die sie bestimmenden Faktoren näher zu analysieren.

Pharmakokinetische Faktoren der Therapiekontrolle

Eine der elementarsten Voraussetzungen für die Möglichkeit, ein Arzneimittel über längere Zeit zu verabreichen, ist die Tatsache, daß die chronische Verabfolgung einer bestimmten Pharmakondosis zu einem endlichen und stationären Arzneimittelgehalt im Organismus führt (DETTLI, 1975). Nach wiederholter Applikation wird zunächst die Arzneimittelmenge im Organismus mit jeder weiteren Dosis ansteigen. Mit zunehmender Arzneimittelmenge im Organismus nimmt jedoch auch die Eliminationsgeschwindigkeit des Pharmakons zu, und zwar so lange, bis die während eines Dosierungsintervalles ausgeschiedene Menge gleich der pro Zeiteinheit zugeführten Dosis ist. Das Pharmakon befindet sich im Fließgleichgewicht, im „steady state". Besteht nun erstens zwischen dem Arzneimittelgehalt im Organismus und der Konzentration im Plasma ein zeitunabhängiges konstantes Verhältnis und ist zweitens die pro Zeit-Einheit eliminierte Arzneimittelmenge stets proportional der jeweils im Organismus vorhandenen Arzneimittelmenge, spricht man von einer linearen Pharmakokinetik des Arzneimittels (Kinetik I. Ordnung).

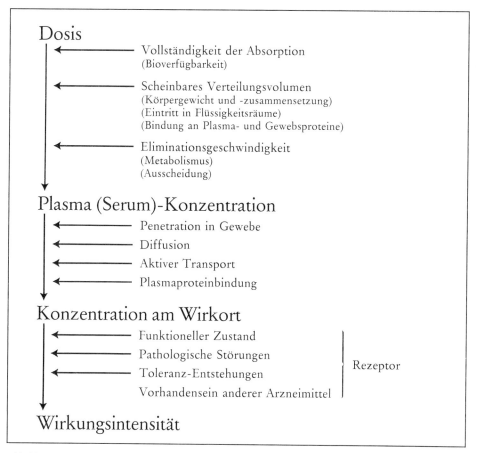

Abbildung 1: Die Dosis/Wirkungsbeziehung beeinflussende pharmakokinetische und pharmako-dynamische Faktoren (aus: KLOTZ, 1979).

Diese Voraussetzung ist auf den bei weitem größten Anteil von Pharmaka anwendbar, die normalerweise in der klinischen Praxis benötigt werden. Für derartige Pharmaka kann die Beziehung zwischen der Plasmakonzentration und den sie beeinflussenden Faktoren folgendermaßen mathematisch beschrieben werden:

$$C_{ss} = \frac{F \times \text{Dosis}}{k_{el} \times \text{Vd} \times \tau} \tag{1}$$

d.h., im Fließgleichgewicht ist die Konzentration des Pharmakons im Plasma proportional der biologischen Verfügbarkeit (F = Anteil der Dosis D, die resorbiert wird) und umgekehrt proportional der Eliminationskonstanten k_{el} oder β, dem Verteilungsvolumen Vd oder Vd_β und dem Dosierungsintervall τ (WAGNER et al., 1965). In dieser Gleichung sind am umfassendsten und zugleich am einfachsten sämtliche Variablen zusammengefaßt, die die Pharmakokinetik eines Arzneimittels in der Dosis/Wirkungsbeziehung beeinflussen. Hierbei ist es relativ unerheblich, inwieweit der Organismus im einfachsten Fall als ein einheitliches Kompartimentsystem — sog. Einkompartimentmodell — oder, wie im Multikompartimentmodell, als aus verschiedenen hypothetischen Verteilungsräumen bestehend betrachtet wird, die, physiologisch gesehen, verschiedene Körperflüssigkeits- bzw. Geweberäume darstellen — vorausgesetzt, daß die Elimination des Pharmakons über das zentrale Kompartiment Blut bzw. Plasma erfolgt.

9

Elimination, Dosierungsintervall und Kumulation

Die Elimination des Arzneimittels wird in Gleichung [1] durch die Eliminationskonstante k_{el} oder β ausgedrückt. Diese Konstante steht in einer inversen Beziehung zur Halbwertszeit einer Substanz, also der Zeit, in der eine bestimmte Konzentration oder Menge eines Pharmakons auf die Hälfte abgefallen ist:

$$t_{\frac{1}{2}} = \frac{\ln 2}{\beta} = \frac{\ln 2 \times V_\beta}{Cl_{tot}} \qquad (2)$$

wobei V_β das scheinbare Verteilungsvolumen und Cl_{tot} die totale oder systemische Clearance des Pharmakons sind (DOST, 1968; GIBALDI and PERRIER, 1975). Die Serumkonzentration im „steady state" ist damit proportional der Halbwertszeit. Eine Änderung der Halbwertszeit aufgrund einer Induktion oder Hemmung des arzneimittelabbauenden Enzymsystems in der Leber oder aufgrund einer Leber- oder Nierenfunktionsstörung muß demnach eine Änderung der Serumkonzentration zur Folge haben. Auf die Konsequenzen dieser Änderungen kann in diesem Rahmen nicht näher eingegangen werden. Wesentlich für die dargelegte Beziehung sind drei Gesichtspunkte:
1. Die Halbwertszeit eines Arzneimittels bestimmt die Zeit, in der eine „steady-state"-Konzentration erreicht wird. Diese Zeit entspricht dem Exponentialgesetz zufolge mindestens sechs Eliminationshalbwertszeiten, da neben der Resorption bzw. Invasion gleichzeitig die Elimination des Arzneimittels einsetzt (van ROSSUM and TOMEY, 1968). Die Halbwertszeit bestimmt aber nicht die Höhe der Konzentration. Diese wird allein durch die Infusions- bzw. Resorptionsgeschwindigkeit des Arzneimittels bestimmt. Eine rasche Resorption einer Dosisform, z.B. aus einer alkoholischen Lösung, bedingt demnach höhere Konzentrationen innerhalb eines Dosierungsintervalls als eine mehr langsam resorbierte Darreichungsform.
2. Es ist bekannt, daß während eines Dosierungsintervalles die Serumkonzentration zwischen einem Maximal- und einem Minimalwert fluktuiert. Diese Fluktuation ist am geringsten, wenn die eliminierte Arzneimittelmenge laufend durch eine intravenöse Infusion ersetzt wird. Prinzipiell wird die Größe der Fluktuation zwischen zwei Einzeldosen von der Geschwindigkeit der Resorption und der Halbwertszeit des Pharmakons bestimmt. Die Größe der Fluktuation kann demnach zunehmen, wenn die Resorptionsgeschwindigkeit zu- und die Halbwertszeit abnimmt. — Für eine exakte Bestimmung der Konzentration im „steady state" wäre es daher genauer, die Fläche unter der Konzentrationszeitkurve während eines Dosierungsintervalles zu berechnen, besonders wenn τ wesentlich größer ist als die Halbwertszeit und/oder die Elimination des Pharmakons zusätzlich durch ein tiefes Kompartiment kompliziert wird (LEVY, 1974).
3. Ein rationales Dosierungsintervall ist für die meisten Pharmaka die biologische Halbwertszeit. Bei gleichbleibender Verabfolgung einer Dosis D mit einem Dosierungsintervall, das der Halbwertszeit entspricht, läßt sich unter „steady-state"-Bedingungen entsprechend Gl. [1] eine durchschnittliche Arzneimittelmenge $\overline{A}_{ss}$ im Organismus von dem 1.44fachen der applizierten Dosis errechnen (van ROSSUM and TOMEY, 1970):

$$\overline{A}_{ss} = \frac{t_{\frac{1}{2}} \times FD}{\ln 2 \times \tau} \qquad (3)$$

Dieser als Kumulation bezeichnete Vorgang kann für Pharmaka mit einer Eliminationskinetik I. Ordnung mathematisch abgeleitet werden (TSUCHIYA and LEVI, 1972). Nach einmaliger Verabfolgung eines Pharmakons ist die Arzneimittelmenge A_t im Organismus zum Zeitpunkt t gleich dem Produkt aus verabfolgter Dosis A_0 und dem eliminierten Pharmakonanteil:

$$A_t = A_0 \times e^{-kt} \qquad (4)$$

wobei k die Eliminationskonstante oder die Summe mehrerer Konstanten für verschiedene Metabolismus- und Ausscheidungsprozesse darstellt. Die Menge des eliminierten Pharmakons A_e von $t = 0$ bis zum Zeitpunkt t ist demnach $A_0—A_t$, daraus folgt

$$A_0 — A_t = A_e = A_0 \, (1 — e^{-kt}) \tag{5}$$

Im „steady state" ist die Menge des eliminierten Pharmakons A_e gleich der pro Dosierungsintervall τ zugeführten Dosis D und A_{max} die maximal erreichbare Arzneimittelmenge kurz nach der Applikation. Aus Gl. [5] folgt:

$$A_e = D = A_{max} \, (1 — e^{-k\tau}) \tag{6}$$

wobei das Verhältnis aus maximal erreichbarer Arzneimittelmenge A_{max} zur Dosis D als Kumulationsfaktor R_K bezeichnet wird (DETTLI, 1975).

$$R_K = \frac{1}{1 — e^{-k\tau}} \tag{7}$$

Der Kumulationsfaktor R_K charakterisiert somit das quantitative Ausmaß der Kumulation und hängt einzig und allein von der Eliminationskonstanten respektive Halbwertszeit und dem Dosierungsintervall ab. Je kleiner die Eliminationskonstante und das Dosierungsintervall, desto ausgeprägter ist die Kumulation und umgekehrt. Diese Feststellung ist um so bedeutender, als nicht das Arzneimittel, sondern das Dosierungsschema für die Kumulation verantwortlich ist und man daher bei Kenntnis der Eliminationskonstanten nach DETTLI (1975) nicht von „kumulierenden Arzneimitteln", sondern eher von „kumulierenden Dosierungsschemata" ausgehen sollte.

Entspricht nämlich das Dosierungsintervall τ der Halbwertszeit eines Pharmakons ($\tau = t_{\frac{1}{2}}$), so ergibt sich ein R_K-Wert von 2,0, der als eine Art Normwert bezeichnet werden kann (KLOTZ, 1979). R_K wird größer als 2,0, wenn τ kleiner ist als die Halbwertszeit und kleiner als 2,0, wenn τ größer ist als die Halbwertszeit. Der Kumulationsfaktor gibt darüber hinaus an, wievielmal größer als die Einzeldosis D die Sättigungsdosis SD sein muß, die zum schnellen Erreichen eines gewünschten „steady-state"-Spiegels im Plasma benötigt wird:

$$SD = R_K \times D_E \qquad (D_E = \text{Erhaltungsdosis}) \tag{8}$$

Beispiel: Bei der Digitalisierung mit Digoxinpräparaten errechnet sich bei einer Halbwertszeit von ca. 2 Tagen und einem Dosierungsintervall von $\tau = 1$ Tag ein Kumulationsfaktor von 3,4. Die Sättigungsdosis beträgt demnach bei einer Erhaltungsdosis von z. B. 0,3 mg β-Acetyldigoxin 1,0 mg und von 0,375 mg Digoxin 1,3 mg. Die Sättigungsdosis entspricht daher — unter Berücksichtigung der Elimination — der doppelten Erhaltungsdosis an zwei aufeinanderfolgenden Tagen — ein Therapieschema, das in der klinischen Praxis inzwischen zur Routine geworden ist.

Biologische Verfügbarkeit (BV)

Neben der Eliminationshalbwertszeit und dem Dosierungsintervall ist die Bioverfügbarkeit eines Pharmakons eine dritte wichtige Größe zur Bestimmung der „steady-state"-Konzentration im Blut/Plasma. Sie ist definiert als die Geschwindigkeit und das Ausmaß der Resorption eines Pharmakons aus einer galenischen Zubereitung und kann bestimmt werden durch den Vergleich entweder der Flächen unter den Konzentrationszeitkurven (AUC) nach i. v. — bzw. oraler Applikation oder der über mindestens 4 Halbwertszeiten gemessenen, kumulativ im Urin ausgeschiedenen Arzneimittelmengen.

$$BV = \frac{\text{Dosis i. v.} \times \text{AUC p. o.}}{\text{Dosis p. o.} \times \text{AUC i. v.}} (100) \tag{9a}$$

$$BV = \frac{\text{ausgeschiedene Menge im Urin p. o.}}{\text{ausgeschiedene Menge im Urin i. v.}} (100) \tag{9b}$$

Die Bioverfügbarkeit beträgt 100%, wenn die Flächen oder die ausgeschiedenen Arzneimittelmengen nach intravenöser oder oraler Applikation identisch sind. Die Bedeutung der Bioverfügbarkeit für die Serumkonzentration und die sie wechselseitig beeinflussenden Faktoren, wie physikochemische Eigenschaften des Wirkstoffes (Lipophilie, Kristallform, Stabilität), Zerfallszeit der galenischen Zubereitung, Lösungsgeschwindigkeit des Wirkstoffes und Funktionszustand des Resorptionsortes sind in den letzten Jahren mehrfach charakterisiert worden (KOCH-WESER, 1974 a und b; RIETBROCK und SCHNIEDERS, 1979). Eine eingehendere Betrachtung in diesem Rahmen erübrigt sich daher. Hervorgehoben sei nur, daß einige Pharmaka trotz nahezu vollständiger Resorption aus dem Gastrointestinaltrakt nur minimal biologisch verfügbar sein können. Dieser als „first-pass"-Effekt bezeichnete Vorgang wird durch die Biotransformation des Arzneimittels während der Passage in der Leber verursacht. Pharmaka, die einem erheblichen „first-pass"-Effekt unterliegen, sind z. B. Isoproterenol, Terbutalin, Propranolol, Imipramin, Propoxyphen, Verapamil, Lidocain und Propafenon (LEVY and GIBALDI, 1975; FORTH, 1979). Da nach i. v.-Applikation die Substanz einmal weniger als nach oraler Verabfolgung die Leber passiert, liegt die parenterale Dosis eines solchen Pharmakons demnach meistens um 1 bis 2 Zehnerpotenzen niedriger als die orale Dosis.

Verteilungsvolumen, Proteinbindung

Die vierte Determinante der Serumkonzentration im „steady state" ist das Verteilungsvolumen. Dieses ist definiert als Proportionalitätskonstante zwischen der Menge eines Pharmakons im Organismus und der Serumkonzentration nach Abschluß von Resorption und Verteilung. Nach GIBALDI and PERRIER (1975) kann das Verteilungsvolumen (V_β) folgendermaßen berechnet werden:

$$V_\beta = \frac{\text{Cl}_{\text{tot}}}{\beta} = \frac{\text{Dosis i. v.}}{\beta \times \text{AUC}} \tag{10}$$

Trotz der Angaben in l/kg Körpergewicht repräsentiert das „scheinbare" Verteilungsvolumen nicht ein reales Volumen. Es kann äußerst klein sein, wie z. B. für Warfarin mit 0,1 l/kg und somit nur 10% des Körpergewichts betragen. Es kann aber auch extrem hoch sein und mehrere 100 l betragen, wie z. B. für Chlorpromazin mit 20 l/kg (Abb. 2). Ein hohes Verteilungsvolumen bedeutet, daß das Pharmakon sich überwiegend in den Geweben aufgrund von Affinitäten zu Enzymen, Gewebeproteinen oder Lipoidstrukturen verteilt. In diesem Zusammenhang ist die Frage der Eiweißbindung von Pharmaka von grundsätzlicher Bedeutung. Es ist allgemein bekannt, daß nur das nicht an Plasmaproproteine gebundene Pharmakon sich im Gewebe verteilt und zudem für die pharmakologische Wirkung verantwortlich ist. Unter der Annahme, daß bei einem Pharmakon keine signifikante Gewebebindung eintritt und der ungebundene Wirkstoff im Körperwasser frei diffusibel ist, bewirkt eine in vitro nachgewiesene Verdoppelung des ungebundenen Plasmaanteiles von 5 auf 10% in vivo lediglich eine Zunahme um den Faktor 1,4 (Abb. 3). Diese Berechnung berücksichtigt einen Plasmapool von 4% des Körpergewichts und ein Körperwasservolumen von 60% des Körpergewichtes (GILLETTE, 1973; SJÖQVIST et al., 1976). Eine Änderung der Proteinbindung, wie sie bei Leber- und Nierenerkrankungen beobachtet wird, wird daher die ungebundene Konzentration eines Pharmakons nachhaltig nur bei Protein/Pharmakonbindungen von über 80% beeinflussen.
Die Erhöhung der freien, ungebundenen Wirkstoffkonzentration ist dagegen klinisch

Pharmakon	V_D (l/kg)	Proteinbindung (%)	Pharmakon	V_D (l/kg)	Proteinbindung (%)
Spironolacton	0,05	90	Primidon	0,6	0 (20)
Heparin	0,05—0,2	95	Ethosuximid	0,7	0
Carbenoxolon	0,1	99—100	Lithium	0,7	0
Furosemid	0,1	95— 99	Prednisolon	0,7— 2,2	65
Glibenclamid	0,1	90— 95	Phenobarbital	0,7— 1,0	45
Gold	0,1	95	Acetaminophen	0,8— 1,0	25
Warfarin	0,1	99	Carbamazepin	0,8— 1,4	60—73
Chlorpropamid	0,1 —0,2	5— 10	Rifampicin	0,9	90
Phenylbutazon	0,1 —0,35	90— 98	Pentobarbital	1	40—70
Tolbutamid	0,1 —0,15	88	Diazepam	1,1	98
Aminoglykoside	0,11—0,26	0— 30	Lidocain	1,6	60
Clofibrat	0,14	97	Tetracycline	1 — 2	20—80
Na-Valproat	0,15—0,4	90	Procainamid	1,7— 2,2	15
Cephalosporine	0,15—0,25	10— 80	Atropin	2 — 4	50
Diazoxid	0,2	90— 95	Clonazepam	2 — 6	82
Propylthiouracil	0,2 —0,4	75	Pentazocin	3	60—70
Penicillin G	0,25	60	Morphium	3 — 4	35
Probenecid	0,3	85— 95	Diphenhydramin	3 — 4	98—99
Theophyllin	0,3 —0,6	15	Pethidin	4	65—75
Hydralazin	0,3 —0,7	87	Methadon	5	84—87
Indomethacin	0,3 —1,6	90	Verapamil	5	90
Cyclophosphamid	0,4 —0,6	50— 60	Phenformin	5 —10	20
Methyldopa	0,5	0— 20	Digoxin	6 —10	25
Chinidin	0,5	60— 80	Chlorpromazin	10 —20	95—98
Digitoxin	0,5 —0,7	92— 97	Imipramin (Desimipramin)	10 —20	95
Isoniazid	0,6	50	Nortriptylin (Amitriptylin)	20	95—98
Phenytoin	0,6	90	Haloperidol	20 —30	unbekannt

Abbildung 2: Scheinbares Verteilungsvolumen (V_D) und Proteinbindung verschiedener Pharmaka (Mittelwerte). Die Berechnung erfolgte entweder nach monoexponentiellem (V_D)$_\alpha$ oder nach biphasischem Verlauf [(V_D)$_\beta$ = (V_D)$_{AUC}$] der Plasmakonzentrationszeitkurve. (Nach: BOCHNER et al., 1978); GUGLER et al., 1979; HVIDBERG and DAM, 1976; MOELLERING and SWARTZ, 1976; PECHERE and DUGAL, 1979; URIBE et al., 1978; WOODCOCK et al., 1979).

nahezu unbedeutend, wenn der Wirkstoff primär in den Geweben verteilt bzw. gebunden wird. Derartige Pharmaka weisen ein großes Verteilungsvolumen auf, wobei in einem Zwei-Kompartimentmodell das Verhältnis der Substanzmengen im peripheren (V_2) zum zentralen (V_1) Kompartiment die entscheidende Größe darstellt (COFFEY et al., 1971). In Abb. 4 ist das Verhältnis zwischen dem Verteilungsvolumen und der Pharmakonmenge im Plasma aufgezeigt. Mit zunehmendem Verteilungsvolumen findet sich im Vergleich zum Gewebe eine exponentiell abnehmende Arzneimittelmenge im Plasma. Klinisch bedeutsam in diesem Zusammenhang sind daher nur Pharmaka mit einem relativ kleinen Verteilungsvolumen, wobei die kritische Grenze bereits für Arzneimittel mit einem Verteilungsvolumen von ca. 0,15 l/kg gezogen werden kann. Welche Bedeutung haben nun diese Zusammenhänge für die Serumkonzentration? Für Arzneimittel mit einem kleinen Verteilungsvolumen (Furosemid, Phenylbutazon, Warfarin) nimmt bei einer Hypal-

Verdrängung *in vitro*				Zunahme der unge-bundenen Konzen-tration *in vivo* um einen Faktor von
% gebunden		% ungebunden		
vorher	nachher	vorher	nachher	
99	98	1	2	1,8
95	90	5	10	1,4
90	80	10	20	1,3
80	60	20	40	1,14
70	40	30	60	1,11
50	0	50	100	1,06

Abbildung 3: Erhöhung der nicht an Proteine gebundenen Konzentration eines Wirkstoffes *in vivo* als Folge einer *in vitro* festgestellten Verdoppelung der ungebundenen Konzentration. Die Voraussetzung ist, daß keine signifikante Gewebebindung eintritt und der ungebundene Wirkstoff im Körperwasser frei diffusibel ist (aus: SJÖQVIST *et al.*, 1976).

Verteilungsvolumen V_D (l/kg)	Pharmakonmenge im Plasma (% der Gesamtmenge im Organismus)
0,045	89,0
0,10	40,0
0,15	27,0
0,6	6,7
1,0	4,0
10,0	0,4

Abbildung 4: Verhältnis zwischen dem scheinbaren Verteilungsvolumen und der Pharmakonmenge im Plasma. Das Plasmavolumen entspricht 4% des Körpergewichtes (aus: SJÖQVIST *et al.*, 1976).

buminämie der proteinungebundene, pharmakologisch aktive Anteil im Plasma in einem klinisch signifikanten Ausmaß zu. In dieser Phase wäre die Messung des freien Pharmakonanteiles bedeutsam. Für Arzneimittel mit einem großen Verteilungsvolumen haben dagegen Änderungen der Plasmaproteinbindung zwar eine geringe Abnahme der Gesamtkonzentration (infolge geringer Zunahme des Verteilungsvolumens), jedoch eine zu vernachlässigende und zumeist nicht meßbare Zunahme der ungebundenen Konzentration im Plasma und demzufolge eine geringe oder gar keine Änderung des pharmakologischen Effektes zur Folge.

Nicht-lineare Pharmakokinetik

Die bisherigen pharmakokinetischen Ableitungen haben ausschließlich für Pharmaka mit einer Eliminationskinetik 1. Ordnung Gültigkeit. Die Elimination verläuft hierbei weitgehend unabhängig von der applizierten Dosis. Im Gegensatz hierzu haben Pharmaka wie Dicoumarol, Probenecid, Phenylbutazon, Diphenylhydantoin, Salicylate und einige Barbiturate nach einer Überdosierung eine dosisabhängige oder nichtlineare pharmakokinetische Charakteristik. Die Ursachen für dieses Verhalten können vielfältig sein: Sättigungsphänomene bei gastrointestinalen oder renalen Transportvorgängen, bei der Bindung an Plasma- oder Gewebeproteine, Wirkungen der Arzneimittel auf die Organperfusion, den pH im Urin und die Flußrate, Produkt- oder Substrathemmung. Die bedeutendste Ursache für eine Nicht-Linearität ist jedoch die begrenzte Stoffwechselkapazität des arzneimittelabbauenden Enzymsystems (LEVY, 1974). Die Eliminationskinetik dieser Pharmaka wird mit der MICHAELIS-MENTON-Reaktionsgleichung beschrieben, da die Serumkonzentration in der Größenordnung der MICHAELIS-MENTON-Konstanten K_m liegt.

$$v = -\frac{dc}{dt} = \frac{v_{max} \times c}{K_m + c} \tag{11}$$

(v = Reaktionsgeschwindigkeit, c = Serumkonzentration)
Ist die Serumkonzentration wesentlich kleiner als K_m, reduziert sich die MICHAELIS-MENTON-Gleichung zu

$$v = \frac{v_{max}}{K_m} \times c \tag{11a}$$

also zu einer Reaktion erster Ordnung mit einer Eliminationskonstanten von $k_{el} = v_{max}/K_m$. Ist dagegen c wesentlich größer als K_m, das arzneimittelabbauende Enzymsystem gesättigt, erfolgt die Elimination unabhängig von der Plasmakonzentration mit maximal erreichbarer und konstanter Geschwindigkeit, ausgedrückt als v_{max}.

$$v = \frac{v_{max} \times c}{c} = v_{max} \tag{11 b}$$

Mit zunehmender Dosis nimmt die Serumkonzentration mehr als proportional zu; ein Verhältnis von Dosis zu Dosierungsintervall, das größer ist als v_{max}, würde eine unbegrenzte Kumulation des Arzneimittels im Organismus zur Folge haben (TSUCHIYA and LEVY, 1972).
Phenytoin ist neben Alkohol das bedeutendste Beispiel eines Pharmakons mit einer Sättigungskinetik (RICHENS and DUNLOP, 1975). Eine im Abstand von jeweils vier Wochen ansteigende Erhaltungsdosis hat eine nicht-lineare Zunahme der Serumkonzentration zur Folge, die Verdoppelung der Erhaltungsdosis kann einen Anstieg von c_{ss} um das 3- bis 5fache bewirken.
Allgemeiner ausgedrückt: Dosis/Konzentrationsbeziehungen von Pharmaka mit einer Sättigungskinetik haben im therapeutischen Dosisbereich meistens eine sigmoide Form. Da andererseits die Eliminationsrate mit zunehmender Dosis abnimmt, nimmt die Zeit, in der die Serumkonzentration sich im Fließgleichgewicht befindet, ebenfalls mit ansteigender Dosis zu (TSUCHIYA and LEVY, 1972). Eine nichtlineare Elimination von Pharmaka hat demzufolge einen verstärkenden Effekt auf die Dosis/Wirkungsbeziehung. Unerwünschte oder toxische Wirkungen sind daher bei diesen Arzneimitteln während einer Dauertherapie eher zu beobachten als bei Pharmaka mit einer linearen Pharmakokinetik.

Pharmakodynamische Faktoren der Therapiekontrolle

Die pharmakodynamischen Faktoren der Serumkonzentration sind in einem weitaus geringeren Ausmaß quantifizierbar als die pharmakokinetischen. Die pharmakologische Wirkung eines Arzneimittels wird von der Konzentration am Wirkort bestimmt. Wenn demnach aus der Serumkonzentration eines Arzneimittels die Pharmakodynamik abgeleitet werden soll, muß ein konstantes Serum/Wirkortkonzentrationsverhältnis vorliegen. Für einige Pharmaka ist eine derartige Korrelation am Menschen nachgewiesen worden — beispielsweise für Phenytoin, bei dem die Konzentrationen im Gehirn und Serum nahezu identisch sind (RECHENS, 1979) oder für Digoxin, dessen Verteilungsquotient zwischen Herzmuskel und Plasma zwischen 50—70 : 1 variiert (KUHLMANN, 1978). Die Faktoren, die dieses Verhältnis bestimmen, sind vielfältig und schwierig, wenn nicht gar unmöglich zu untersuchen. Insofern lassen sich nur die Voraussetzungen beschreiben, unter denen die Serumkonzentration von Pharmaka sich in einem dynamischen Gleichgewicht mit der Konzentration am Rezeptor bzw. am Wirkort befindet. Diese Voraussetzungen können folgendermaßen zusammengefaßt werden:

1. Die Wirkung des Pharmakons muß reversibel sein, d. h., die Assoziationsrate des Pharmakon/Rezeptorkomplexes entspricht im Fließgleichgewicht der Dissoziationsrate. Bei Arzneimitteln, deren Wirkung nicht reversibel ist, kann dagegen die Konzentration am Wirkort nicht in Beziehung zur Serumkonzentration gesetzt werden. Derartige Pharmaka werden oft kovalent an ihre Rezeptoren gebunden, ihre pharmakologische Wirkung ist wesentlich länger als ihre Pharmakokinetik. Nichtreversibel wirkende Arzneimittel werden im englischen Schrifttum als „hit-and-run"-Pharmaka bezeichnet, die bekanntesten Beispiele sind Reserpin, einige MAO- und CHE-Hemmstoffe und die meisten Cytostatika (BRODIE and MITCHELL, 1973). Da auch bei kleinen Dosen die Wirkung und nicht das Pharmakon kumulieren kann, ist die Serumkonzentration kein brauchbarer Parameter der Therapiekontrolle. — Eine Sonderstellung in diesem Zusammenhang nehmen Pharmaka ein, deren Serumkonzentrationen zwar mit der pharmakologischen, jedoch nicht mit der klinisch wichtigen Wirkung korrelieren. Serumspiegel von Cumarinderivaten z. B. korrelieren gut mit dem Grad der Synthesehemmung von Vitamin-K-abhängigen Gerinnungsfaktoren, aber nicht mit der Konzentration des Prothrombin-Komplexes im Plasma, der der eigentliche klinische Index bei der Antikoagulantientherapie ist. Die Thromboplastinzeit wird hierbei zusätzlich vom Katabolismus der Gerinnungsfaktoren beeinflußt (KOCH-WESER, 1975).

2. Zwischen der nicht-proteingebundenen Pharmakonkonzentration im Serum und der Konzentration am Rezeptor muß ein Verteilungsgleichgewicht bestehen. Diese Voraussetzung kann bei den meisten Arzneimitteln als gesichert gelten, unabhängig von der Größe des Verteilungsvolumens oder des Verteilungsquotienten zwischen Serum und inaktivem Wirkortgewebe. Ein Verteilungsgleichgewicht liegt vor, wenn die Arzneimittelkonzentration am Rezeptor mittels eines passiven Diffusionsprozesses erreicht wird, der in erster Linie von den physikochemischen Eigenschaften des Pharmakons abhängig ist. Für Pharmaka, deren Rezeptor sich nicht an der Zelloberfläche befindet, muß darüber hinaus das Verteilungsgleichgewicht zwischen dem Intra- und Extrazellularraum berücksichtigt werden (HILL, 1973). Dieses Gleichgewicht ist abhängig vom pK_a-Wert des Pharmakons und dem pH des umgebenden Mediums.

Wird dagegen die Arzneimittelkonzentration am Rezeptor mittels eines aktiven Transportmechanismus erreicht, kann die Serumkonzentration infolge der großen Variabilität dieses Prozesses nur ein ungenauer Indikator der pharmakologischen Wirkung sein. Guanethidin oder Bethanidin z. B. werden durch eine Membranpumpe aktiv in die peripheren Nervenendungen transportiert. Dieser Mechanismus kann durch tricyclische Antidepressiva, Chlorpromazin und sympathomimetische Amine blockiert sowie durch genetische oder Umweltfaktoren beeinflußt werden (PRESCOTT, 1976). Die Beziehung zwischen der Serumkonzentration und dem antihypertensiven Effekt ist daher äußerst variabel und eine ungeeignete Grundlage für Routinemessungen.

Da nur das nicht an Plasmaproteine gebundene Pharmakon mit dem Rezeptor reagiert, erhebt sich die Frage, inwieweit für die Therapiekontrolle nur die ungebundene Arzneimittelkonzentration im Plasma gemessen werden sollte. Nahezu alle Nachweisverfahren, die derzeit zur Routinebestimmung von Pharmaka im Serum angewandt werden, berücksichtigen nur die Gesamtkonzentration (gebunden und nichtgebunden). Dieses Vorgehen ist insofern gerechtfertigt, als zum einen zwischen der gebundenen und ungebundenen Wirkstoffkonzentration im Serum ein Gleichgewicht herrscht und zum anderen die interindividuellen Unterschiede der Proteinbindung von Pharmaka vernachlässigbar klein sind. Bei gleichzeitig verabreichten Arzneimitteln mit einer hohen Proteinbindung und einem kleinen Verteilungsvolumen sowie bei Krankheitsprozessen, die mit einer Hypalbuminämie einhergehen, kann jedoch durch die Bestimmung der Gesamtkonzentration die pharmakologische Wirkung unterschätzt werden. Das bekannteste Beispiel in diesem Zusammenhang ist die Verdrängung von Cumarinderivaten von den Albuminbindungsstellen durch Phenytoin, Phenylbutazon, Oxyphenbutazon sowie Salicylaten und die dadurch bedingte Zunahme der Antikoagulation. Ähnliche Verhältnisse finden sich bei bestimmten Leber- und Nierenerkrankungen. In diesen Situationen wäre die Kenntnis der ungebundenen und der Gesamtkonzentration des Pharmakons im Serum von Vorteil.

3. Für die richtige Interpretation der Serumkonzentrations/Wirkungsbeziehung muß gewährleistet sein, daß die Bestimmungsmethode eine genügende Empfindlichkeit und Spezifität für das Arzneimittel aufweist. Diese Voraussetzung beinhaltet im wesentlichen die Berücksichtigung der Biotransformation des Pharmakons in aktive und inaktive Metabolite (OATES and SHAND, 1973). Metabolite werden z. B. insbesondere bei den Radioimmuno- und Enzymimmunoassay-Techniken miterfaßt, wohingegen dieser Nachteil bei anderen Nachweisverfahren ausgeschaltet werden kann. Die Biotransformation eines Pharmakons hebt nicht notwendigerweise ihre pharmakologische Wirkung auf. In Abb. 5 sind tabellarisch Medikamente zusammengestellt, von denen biologisch aktive Metabolite bekannt sind und deren Wirkung z. T. therapeutisch genutzt werden kann. Die bekanntesten Beispiele sind hierbei die Biotransformation von Amitryptilin zu Nortriptylin, Imipramin zu Desimipramin oder Primidon zu Phenobarbital. Die Bestimmung der Serumkonzentration eines Pharmakons hat demnach nur dann eine Aussagekraft, wenn die Biotransformation und die Kinetik des/der Metaboliten bekannt sind. Klinische Beob-

Pharmakon	Stoffwechselprodukt
Acetohexamid	Hydroxyhexamid
Allopurinol	Alloxanthin
Amitriptylin	Nortriptylin
Chloralhydrat	Trichloräthanol
Chlordiazepoxid	Desmethylchlordiazepoxid
	Demoxepam
Codein	Morphin
Diazepam	Desmethyldiazepam
Digitoxin	Digoxin
Flurazepam	Desalkylflurazepam
Glutethimid	4-Hydroxyglutethimid
Imipramin	Desimipramin
Meperidin	Normeperidin
Mephobarbital	Phenobarbital
Methylbarbital	Barbital
Methamphetamin	Amphetamin
Nitroprussidnatrium	Thiocyanat
Phenacetin	Acetaminophen
Phenylbutazon	Oxyphenbutazon
Prednison	Prednisolon
Primidon	Phenobarbital
Procainamid	N-acetylprocainamid
Propranolol	4-Hydroxypropranolol
Spironolacton	Canrenon
	Canrenoat
Sulfasalazin	Sulfapyridin
Trimethadion	Dimethyloxazolidin-dion (DMO)

Abbildung 5: Pharmaka mit pharmakologisch aktiven Stoffwechselprodukten (aus: KOCH-WESER, 1975).

achtungen, wonach die klinische Wirkung von Procainamid länger persistierte als man entsprechend der Halbwertszeit von 2,5—4,5 Std. erwartet hatte, sind in diesem Zusammenhang ein klarer Beleg für die Notwendigkeit, den Metabolismus von z. B. Procainamid zu N-Acetylprocainamid zu berücksichtigen (ELSON *et al.*, 1975).

4. Die Konzentrations/Wirkungsbeziehung eines Pharmakons wird schließlich von vielfältigen pathophysiologischen Variablen beeinflußt (LOWENTHAL, 1974; ARIENS, 1974). Diese Variablen können die Wirkung eines Pharmakons sowohl vermindern als auch verstärken. Allerdings sind die Erkenntnisse über die klinische Bedeutung dieser Faktoren bis auf die Probleme der Toleranzentwicklung gegenüber Barbituraten, Äthanol und Morphinen minimal und der zugrundeliegende Wirkungsmechanismus oftmals unbekannt. Eine „therapeutische" Serumkonzentration von Digoxin kann z. B. zu hoch sein bei Krankheitsbildern, die mit einer eingeschränkten Glykosidtoleranz einhergehen, wie Myocarditis, Cor pulmonale, schwere koronare Herzerkrankung und Hypothyreose. Bei Patienten mit einer Hyperthyreose ist eine erhöhte Empfindlichkeit gegenüber Warfarin und sympathomimetischen Aminen nachgewiesen worden. Störungen des Säure-Basenhaushaltes sowie Elektrolytstörungen haben in diesem Zusammenhang die größte Bedeutung. Sie können tiefgreifende Effekte auf die Wirkung von herzwirksamen Glykosiden, Antiarrhythmika, Diuretika, Antihypertonika sowie Muskelrelaxantien haben. Eine Hypokaliämie potenziert z. B. die Wirkung von Digitalis, hat aber einen gegenteiligen Effekt auf die Wirkung von Chinidin, Lidocain und Phenytoin am Herzen (PRESCOTT, 1975; SCHUEREN und RIETBROCK, 1977). Die nur wenigen Beispiele zeigen, daß die Serumkonzentration von Arzneimitteln nur im Kontext sämtlicher klinischer Daten richtig interpretiert werden kann und darf.

5. Diese Voraussetzung gilt in demselben Ausmaße, wenn Interaktionen mit anderen Pharmaka zu erwarten sind. Derartige Interaktionen werden gewöhnlich in pharmazeutische, pharmakokinetische und pharmakodynamische Interaktionen unterteilt. Die beiden letzteren sind von wesentlicher Bedeutung und können verursacht werden durch eine Verdrängung aus der Proteinbindung, eine beschleunigte Biotransformation, ein verändertes Elektrolytgleichgewicht und durch eine Hemmung der Resorption, der Ausscheidung und des Metabolismus (PRESCOTT, 1976). Interaktionen mit anderen Pharmaka haben insbesondere dann eine hohe Spezifität, wenn derselbe pharmakologische Rezeptor oder dasselbe physiologische System durch die gleichzeitig verabfolgten Arzneimittel betroffen sind. Eine eingehende Medikamentenanamnese kann daher mögliche Fehlerquellen in der Beurteilung der Konzentrations/Wirkungsbeziehung verhindern.

6. Eine korrekte Interpretation dieser Beziehung ist endlich nur dann möglich, wenn die Pharmakokinetik der Substanz unter physiologischen wie unter pathophysiologischen Bedingungen — insbesondere gastrointestinale, Leber- oder Nierenerkrankungen — und einige pharmakokinetische Gesetzmäßigkeiten bekannt sind. Die Größe der Fluktuation zwischen zwei Einzeldosen wird von der Resorptionsgeschwindigkeit und der Halbwertszeit des Pharmakons bestimmt. Insofern kann die Serumkonzentration *kurz nach* Verabfolgung einer Dosis zweimal so hoch sein wie *kurz vor* der nächsten Dosis. Zwischen dem Zeitpunkt der Blutentnahme und der zuletzt verabfolgten Dosis müssen demnach genaue Protokollierungen erfolgen. Änderungen in der Dosierung haben zur Folge, daß sich ein neues Fließgleichgewicht erst nach 5—6 Eliminationshalbwertszeiten wiedereinstellt. Vor der Einstellung des neuen Fließgleichgewichtes ist es daher unzweckmäßig, die Serumkonzentration des Pharmakons zu bestimmen. Unter Beachtung dieser wenigen Kautelen ist eine Beurteilung der Konzentrations/Wirkungsbeziehung eines Pharmakons mittels seiner pharmakokinetischen Parameter nur unschwer möglich.

Schlußfolgerungen

Pharmakokinetische und pharmakodynamische Parameter bilden einen Komplex, der die Bestimmung von Arzneimitteln im Serum zur Therapiekontrolle notwendigerweise einschränkt. Die Vielfältigkeit der Faktoren, ihre Variabilität sowie ihre wechselseitige Beeinflussung sind darüber hinaus oftmals ein entscheidendes Argument gegen den Gebrauch von Serumkonzentrationsbestimmungen in der Klinik (LASAGNA, 1976). Diese Argumentation könnte dazu Veranlassung geben, altem klinischen Gebrauch zufolge die Dosis entsprechend der Wirkung zu titrieren. Dies ist sicherlich richtig, wann immer die Wirkung zuverlässig gemessen werden kann. Insofern ist eine generelle Plasmaspiegelbestimmung (PENTZ et al., 1979), insbesondere von Antidiabetika, Antihypertensiva oder Antikoagulantien, nicht gerechtfertigt. Für Pharmaka, deren Wirkung nur unzuverlässig oder nach den subjektiven Kriterien des Patienten gemessen werden kann, stellt jedoch die Bestimmung der Serumkonzentration einen entscheidenden Beitrag zur Therapiesicherheit dar, und zwar aus zwei Gründen:

1. Für die meisten Pharmaka besteht eine engere Korrelation zwischen der Serumkonzentration und der Wirkung als zwischen der Dosis und der Wirkung (KOCH-WESER, 1972).

2. Durch die Messung der Serumkonzentration kann der größte Störfaktor in der Dosis/Wirkungsbeziehung, nämlich die variable individuelle Pharmakokinetik, eliminiert werden. Die Voraussage der Wirkungsintensität eines Pharmakons wird dadurch entscheidend erleichtert.

Die Therapiekontrolle durch Serumkonzentrationsbestimmungen sollte jedoch nicht ohne einen bestimmten Indikationskatalog erfolgen. In Abb. 6 ist ein solcher Indikationskatalog schematisch zusammengestellt (RICHENS and WARRINGTON, 1979). Danach ist es nur sinnvoll, Pharmaka mit einer kleinen therapeutischen Breite, mit einer Sättigungskinetik oder mit einer großen interindividuellen Variabilität der Metabolismusrate zu messen (z. B. Schnell- und Langsamacetylierer bei der Therapie mit INH oder Procainamid). Darüber hinaus kann der Plasmaspiegel zur Differentialdiagnose toxischer Symptome oder zur Dosisanpassung bei gastrointestinalen, Leber- oder Nierenerkrankungen herangezogen werden. Interaktionen mit anderen Pharmaka oder die Überprüfung der Medikamenteneinnahme aufgrund einer möglichen ungenügenden Wirkung sind weitere Indikationen zur Messung der Serumkonzentrationen.

Bei erfolgter Messung der Konzentration eines Pharmakons sollten schließlich zwei mehr allgemeine Faktoren Berücksichtigung finden:

1. Die Variabilität in der klinischen Dosis/Wirkungsbeziehung wird nicht ausschließlich von individuellen Unterschieden in der Dosis/Konzentrationsbeziehung verursacht (SMITH and RAWLING, 1974). Insofern sind fließende und überlappende Grenzen zwischen subtherapeutischen und therapeutischen und zwischen therapeutischen und toxischen Konzentrationsbereichen unvermeidlich (Abb. 7).

2. Die Kenntnis der Serumkonzentration eines Pharmakons ersetzt nicht die sorgfältige klinische Beobachtung. Der Nutzen einer Serumkonzentrationsbestimmung darf nicht durch eine rigide und unkritische Interpretation in der Klinik verlorengehen. Wenn die klinischen und pharmakologischen Grenzen der Methode jedoch klar erkannt sind, kann die Kenntnis der Serumkonzentration eines Arzneimittels einen unschätzbaren Vorteil für die Sicherheit und Wirksamkeit einer Pharmakotherapie bedeuten.

---

1) Pharmaka mit kleiner therapeutischer Breite
2) Pharmaka mit einer Sättigungskinetik
3) Große interindividuelle Variabilität der Metabolismusrate
4) Differentialdiagnose toxischer Symptome
5) Gastrointestinale-, Leber- oder Nierenerkrankungen
6) Interaktionen mit anderen Pharmaka
7) Verdacht einer „Non-compliance"

Abbildung 6: Indikationen zur Messung von Pharmaka im Blut/Plasma (nach: RICHENS and WARRINGTON, 1979).

Pharmakon	Therapeutischer Bereich		Toxischer Bereich	
Acetylsalicylsäure antipyretisch analgetisch	20 – 100	µg/ml		
			> 300	µg/ml
antiphlogistisch	100 – 250	µg/ml		
Amitriptylin (+ Nortriptylin)	50 – 160	ng/ml	> 200	ng/ml
Bromazepam	80 – 150	ng/ml	> 0,3	µg/ml
Chinidin	2 – 6	µg/ml	> 6	µg/ml
Chlordiazepoxid	0,4 – 3	µg/ml	> 5	µg/ml
Chlorpromazin	50 – 300	ng/ml	> 1	µg/ml
Chlorprothixen	40 – 200	ng/ml	> 400	ng/ml
Digitoxin	10 – 25	ng/ml	> 35	ng/ml
Digoxin	0,8 – 2,0	ng/ml	> 2	ng/ml
Disopyramid	3 – 7	µg/ml		
Gold	3	µg/ml		
Haloperidol	5 – 100	µg/ml		
Imipramin (+ Desimipramin)	200 – 240	ng/ml		
Indomethacin	0,5 – 3	µg/ml	> 6	µg/ml
Isoniazid	5 – 10	µg/ml		
Lidocain	2 – 5	µg/ml	> 9	µg/ml
Lithium	0,8 – 1,4	mEq/l	> 2	mEq/l
Mexiletin	0,6 – 2,5	µg/ml		
Methotrexat	40 – 360	ng/ml	> 450	ng/ml
Phenylbutazon	50 – 150	µg/ml	> 150	µg/ml
Phenytoin	10 – 20	µg/ml	> 25	µg/ml
Probenecid	100 – 200	µg/ml		
Procainamid (N-Acetylprocainamid)	4 – 8	µg/ml	> 8	µg/ml
Promazin	0,1 – 0,5	µg/ml	> 1	µg/ml
Promethazin	50 – 200	ng/ml		
Propranolol	50 – 100	ng/ml		
Sulfasalazin	20 – 50	µg/ml		
Theophyllin	5 – 20	µg/ml	> 20	µg/ml
Antiepileptika				
Carbamazepin	6 – 10	µg/ml		
Clonazepam	30 – 60	ng/ml		
Diazepam	400 – 500	ng/ml		
Ethosuximid	40 – 80	µg/ml	> 100	µg/ml
Na-Valproat	60 – 100	µg/ml		
Phenobarbital	10 – 25	µg/ml	> 35	µg/ml
Phenytoin	10 – 20	µg/ml	> 25	µg/ml

Abbildung 7: Therapeutische und toxische Konzentrationen von Pharmaka im Plasma.
(Aus: Bochner et al., 1978; Baselt and Cravey, 1977; Hvidberg and Dam, 1976; Modestin and Petrin, 1976; Sjöqvist et al., 1976; Winek, 1976).

Referenzen

[1] ARIENS, E. J.: Drug level in the target tissue and effect. Clin. Pharmacol. Ther. *16:* 155—185 (1974).

[2] BASELT, R. C., CRAVERY, R. H.: A compendium of therapeutic and toxic concentrations of toxicologically significant drugs in human biofluids. J. Analyt. Toxicol. *1:* 81—91 (1977).

[3] BOCHNER, F., CARRUTHERS, G., KAMPMANN, J., STEINER, J.: Handbook of clinical pharmacology. Little, Brown and Company, Boston (1978).

[4] BRODIE, B. B., MITCHELL, J. R.: The value of correlating biological effects of drugs with plasma concentration. In: Davies, D. S., Prichard, B. N. C. (Edt): Biological effects of drugs in relation to their plasma concentrations. The Macmillan Press Ltd., London (1973).

[5] COFFEY, J. J., BULLOCK, F. J., SCHOENEMANN, P. T.: Numerical solution of nonlinear pharmacokinetic equations: Effects of plasma protein binding on drug distribution and elimination. J. Pharm. Sci. *60:* 1623—1628 (1971).

[6] DETTLI, L.: Pharmakokinetische Grundlagen für die optimale Dosierung bie repetierter Applikation von Arzneimitteln. In: von Eickstedt, K. W., Gross, F. (Edt): Klinische Arzneimittelprüfung. Gustav Fischer Verlag, Stuttgart (1975).

[7] DOST, F. H.: Grundlagen der Pharmakokinetik. 2. Aufl., Georg Thieme Verlag, Stuttgart (1968).

[8] ELSON, J., STRONG, J. M., LEE, W. K., ATKINSON, A. J.: Antiarrhythmic potency of N-acetylprocainamide. Clin. Pharmacol. Ther. *17:* 134—140 (1975).

[9] FORTH, W.: Bioverfügbarkeit und „first-pass"-Effekt. Deutsches Ärzteblatt *45:* 2969—2974 (1979).

[10] GIBALDI, M., PERRIER, D.: Pharmacokinetics. Marcel Dekker, Inc., New York (1975).

[11] GILLETTE, J. R.: Overview of drug-protein binding. Ann. NY Acad. Sci. *226:* 6—17 (1973).

[12] GUGLER, R., KÜRTEN, J. W., JENSEN, C. J., KLEHR, U., HARTLAPP, J.: Clofibrate disposition in renal failure and acute and chronic liver disease. Europ. J. clin. Pharmacol. *15:* 341—347 (1979).

[13] HILL, J. B.: Salicylate intoxication. New Engl. J. Med. *288:* 1110—1113 (1973).

[14] HVIDBERG, E. F., DAM, M.: Clinical Pharmacokinetics of Anticonvulsants. Clin. Pharmacokinetics *1:* 161—188 (1976).

[15] KLOTZ, U.: Klinische Pharmakokinetik. Gustav Fischer Verlag, Stuttgart (1979).

[16] KOCH-WESER, J.: Serum Drug concentrations as therapeutic guides. New Engl. J. Med. *287:* 227—231 (1972).

[17] KOCH-WESER, J.: Bioavailability of drugs (First of two parts). New Engl. J. Med. *291:* 233—237 (1974a).

[18] KOCH-WESER, J.: Bioavailability of drugs (Second of two parts). New Engl. J. Med. *291:* 503—506 (1974b).

[19] KOCH-WESER, J.: The serum level approach to individualization of drug dosage. Europ. J. clin. Pharmacol. *9:* 1—8 (1975).

[20] KUHLMANN, J.: Verteilung von Herzglykosiden im Organismus, klinisch-pharmakologische Grundlagen der Therapie. Habilitationsschrift, Freie Universität Berlin (1978).

[21] LASAGNA, L.: How useful are serum digitalis measurements? New Engl. J. Med. *294:* 898—899 (1976).

[22] LEVY, G.: Pharmacokinetic control and clinical interpretation of steady state blood levels of drugs. Clin. Pharmacol. Ther. *16:* 130—134 (1974).

[23] LEVY, G., GIBALDI, M.: Pharmacokinetics. In: Gillette, J. R., Mitchell, J. R. (Edt): Concepts in Biochemical Pharmacology, Part 3, Springer-Verlag, Berlin — Heidelberg — New York (1975).

[24] LOWENTHAL, D. T.: Tissue sensitivity to drugs in disease states. Med. Clin. Northamerica *58/5:* 1111—1119 (1974).

[25] MODESTIN, J., PETRIN, A.: Beziehung zwischen Plasmakonzentration und klinischer Wirkung von Neuroleptika und Antidepressiva. Int. J. Clin. Pharmacol. *13*: 11—16 (1976).

[26] MOELLERING, R. C., SWARTZ, M. N.: The newer cephalosporins. New Engl. J. Med. *254*: 24—28 (1976).

[27] OATES, J. A, SHAND, D. G.: Are we measuring the right things? The role of active metabolites. In: Davies, D. S., Prichard, B. N. C. (Edt): Biological effects of drugs in relation to their plasma concentrations. The Macmillan Press Ltd, London (1973).

[28] PENTZ, R., STRUBELT, O., GEHLOFF, C.: Therapeutische, toxische und letale Arzneimittelkonzentrationen im menschlichen Plasma. Deutsches Ärzteblatt *43*: 2815—2820 (1979).

[29] PECHERE, J. C., DUGAL, R.: Clinical Pharmacokinetics of Aminoglycoside antibiotics. Clin. Pharmacokinetics *4*: 170—199 (1979).

[30] PRESCOTT, L. F.: Pathological and physiological factors affecting drug absorption, distribution, elimination, and response in man. In: Gillette, J. R., Mitchell, J. R. (Edt): Concepts in Biochemical Pharmacology, Part 3, Springer-Verlag, Berlin — Heidelberg — New York (1975).

[31] PRESCOTT, L. F.: Clinically important drug interactions. In: Avery, G. S. (Edt): Drug Treatment. Principles and practice of clinical pharmacology and therapeutics. Adis Press, Sydney (1976).

[32] RICHENS, A.: Clinical pharmacokinetics of phenytoin. Clin. Pharmacokinetics *4*: 153—169 (1979).

[33] RICHENS, A., DUNLOP, A.: Serum-phenytoin levels in management of epilepsy. Lancet *2*: 247—248 (1975).

[34] RICHENS, A., WARRINGTON, S.: When should plasma drug levels be monitored? Drugs *17*: 488—500 (1979).

[35] RIETBROCK, N., SCHNIEDERS, B.: Bioverfügbarkeit von Arzneimitteln. Gustav Fischer Verlag, Stuttgart (1979).

[36] VAN ROSSUM, J. M., TOMEY, A. H. M.: Rate of accumulation and plateau plasma concentration of drugs after chronic medication. J. Pharm. Pharmac. *20*: 390—392 (1968).

[37] VAN ROSSUM, J. M., TOMEY, A. H. J. M.: Multicompartment-kinetics and the accumulation plateau. Arch. Int. Pharmacodyn. Ther. *188*: 200—203 (1970).

[38] SCHÜREN, K. P., RIETBROCK, N.: Klinische Aspekte der Digitalisintoxikation. Internist. Prax. *17*: 581—601 (1977).

[39] SJÖQVIST, F., BORGA, O., ORME, M. L. E.: Fundamentals of clinical pharmacology. In: Avery, G. S. (Edt): Drug treatment. Principles and practice of clinical pharmacology and therapeutics. Adis Press, Sydney (1976).

[40] SMITH, S. E., RAWLINS, M.: Variability in human drug response. Butterworth Ltd, London (1974).

[41] TSUCHIYA, T., LEVY, G.: Relationship between dose and plateau levels of drugs eliminated by parallel firstorder and capacity-limited kinetics. J. Pharm. Sci. *61*: 541—544 (1972).

[42] URIBE, M., SCHALM, S. W., SUMMERSKILL, W. H. J., GO, V. L. W.: Oral prednison for chronic active liver disease: dose responses and bioavailability studies. Gut *19*: 1131—1135 (1978).

[43] WAGNER, J. G., NORTHAM, J. I., ALWAY, C. D., CARPENTER, O. S.: Blood levels of drug at the equilibrium state after multiple dosing. Nature (Lond.) *207*: 1301—1302 (1965).

[44] WINEK, C. L.: Tabulation of therapeutic, toxic, and lethal concentrations of drugs and chemicals in blood. Clin. Chem. *22*: 832—838 (1976).

[45] WOODCOCK, B. G., VÖHRINGER, H.-F., RIETBROCK, I.: Verapamil kinetics and verapamil clearance-hepatic blood flow relationships in liver disease and in intensive-care patients. Clin. Pharmacol. Ther. (in press).

Institut für Klinische Chemie und Klinische Biochemie,
Klinikum Steglitz der FU Berlin

Zuverlässigkeitskontrolle der Analytik von Pharmaka

K. Borner

1. Einleitung

Die Laboratoriumsdiagnostik hat seit Ende des 2. Weltkrieges in allen Industriestaaten
eine stürmische Aufwärtsentwicklung durchgemacht. Daran hatte die klinische Chemie
einen erheblichen Anteil [1]. Das Umsetzen von biochemischen Erkenntnissen in das
Massenprodukt „klinisch-chemische" Analyse wurde gefördert durch die Einrichtung
entsprechender Institute mit Dienstleistungsauftrag. Als Beispiel zeigte ich die Gesamtleistung des Chemischen Zentrallabors des Klinikums Steglitz von seiner Eröffnung im
März 1969 bis Ende 1978 (Tab. 1). Parallel dazu erfolgte die Entwicklung von automati-
schen Analysengeräten und hochwertigen Fertigreagenzien durch die Industrie. In der
Analytik stehen bis heute die körpereigenen Substanzen im Vordergrund. Die gelegentli-
che Bestimmung körperfremder Substanzen diente in der Anfangszeit zumeist toxikolo-
gischen Fragestellungen. Seit einigen Jahren stellt sich in zunehmenden Ausmaße die

Jahr	Zahl der quantitativen Methoden	Zahl der Analysen
1969	82	259 422
1970	109	447 568
1971	92	535 423
1972	98	600 200
1973	99	675 876
1974	108	776 679
1975	125	856 615
1976	144	883 153
1977	134	960 796
1978	134	1 024 660

Tabelle 1: Jahresleistung des Chemischen Zentrallabors des Klinikum Steglitz der Freien Universität Berlin.

Frage der Therapiekontrolle. Für den Fall, daß wir hier vor einer ähnlichen Entwicklung stehen wie bei den körpereigenen Substanzen, sollte man unbedingt auf die Erfahrungen zurückgreifen, die man dort bei der Methoden-Entwicklung und Methoden-Kontrolle gesammelt hat. Hierzu noch eine Zahl: Wir eröffneten das Chemische Zentrallabor mit 82 Methoden. Davon ist innerhalb von 10 Jahren fast jede Methode mindestens einmal erneuert oder durch eine bessere ersetzt worden. Heute bieten wir ca. 130 Methoden an. Dieser Erneuerungsprozeß muß natürlich auf objektiven Kriterien beruhen, zu denen auch die Ergebnisse der statistischen Qualitätskontrolle gehören. Über die Handhabung dieses Testinstruments „Qualitätskontrolle" möchte ich Ihnen jetzt berichten und dann versuchen anzudeuten, welche z. T. ungelösten Probleme es bei der Anwendung auf die Analytik von Pharmaka gibt.

2. Gesetzliche und gesetzesähnliche Bestimmungen zur statistischen Qualitätskontrolle

Das ursprünglich von den Fachgesellschaften entwickelte Konzept der statistischen Qualitätskontrolle ist inzwischen in der Bundesrepublik Deutschland gesetzlich vorgeschrieben [2, 3] und durch Ausführungsbestimmungen der Bundesärztekammer spezifiziert worden [4, 5], (Tab. 2). Darüber hinaus machen einzelne Kassenärztliche Vereinigungen die Auszahlung des Honorars für die Laboruntersuchungen von der erfolgreichen Teilnahme an offiziellen Ringversuchen abhängig.

3. Das theoretische Modell der Zuverlässigkeitskontrolle: Kontrollprobenverfahren

Beim industriellen Vorbild der statistischen Qualitätskontrolle wird in der Regel aus einer Serie eines gleichförmigen Produktes eine Zahl von Stücken ausgesondert und einer zusätzlichen Prüfung unterzogen (Stichprobenverfahren, Abb. 1). Die Qualität der Prüflinge gilt als repräsentativ für die ganze Serie. Dieses Verfahren ist jedoch nicht auf das Labor übertragbar, da dort jedes Ergebnis individuell ist. Statt dessen schleust man zusätzliche Kontrollproben in den Arbeitsablauf ein und schließt aus dem Ausfall ihrer Ergebnisse auf die Qualität der ganzen Serie (Kontrollprobenverfahren). Die Verfügbarkeit geeigneten Kontrollmaterials ist einer der kritischen Punkte dieses letztgenannten Verfahrens [6]. Es kontrolliert außerdem nicht alle Teilschritte der Informationskette „klinisch-chemische Analyse" [7]. So werden u. a. grobe Fehler beim Gewinnen und Identifizieren von Untersuchungsmaterial nicht erkannt [8].

4. Kriterien zur Bewertung einer Analysenmethode. Nomenklatur

Für die Bewertung einer Analysenmethode werden 3 Hauptgruppen von Kriterien benutzt [9] (Tab. 3):
1. Die analytische Zuverlässigkeit,

Eichgesetz vom 11. 7. 69
Eichpflicht-Ausnahmeverordnung vom 26. 6. 1970
Richtlinien der Bundesärztekammer 1971
Ausführungsbestimmungen und Erläuterungen der BÄK, 1971

Tabelle 2
Gesetze und ähnliche Vorschriften

Analytische Zuverlässigkeit
— Empfindlichkeit (sensitivity)
  Nachweisgrenze
— Präzision (precision)
  Standardabweichung,
  Variationskoeffizient
— Richtigkeit (accuracy)
  Abweichung
— Spezifität (specificity)
— Interferenz (interference)

Praktikabilität und Kosten
Diagnostische Zuverlässigkeit
— Sensitivität
— Spezifität

Tabelle 3
Bewertung einer analytischen Methode

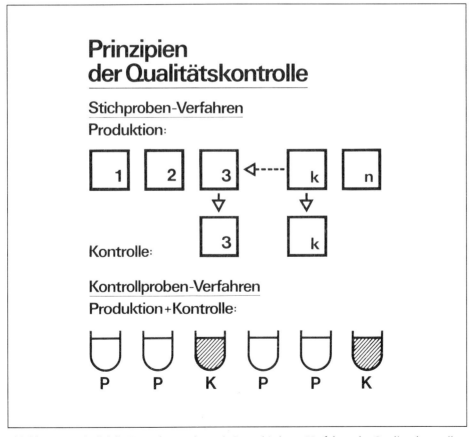

Abbildung 1: Prinzipielle Versuchsanordnung bei verschiedenen Verfahren der Qualitätskontrolle.

2. die Praktikabilität und die Kosten
   und
3. die diagnostische Zuverlässigkeit.

Hier interessieren die Kriterien der analytischen Zuverlässigkeit, deren exakte Definition ich der Originalliteratur zu entnehmen bitte [9].

5. Praktische Erfahrungen bei der Qualitätskontrolle der Analytik körpereigener Substanzen

Lassen Sie mich kurz die Auswirkungen dieser gesetzlichen Auflagen auf die tägliche Arbeit eines Großlabors beschreiben. Die Richtlinien der Bundesärztekammer sehen ein Minimalprogramm in bezug auf den Umfang und die Art der durchzuführenden Kontrollen vor (Tab. 4). Wir selbst gehen über diese Mindestanforderungen, die sich an den Gegebenheiten des Notfallbetriebes und des Praxislabors orientieren, etwas hinaus. D. h., wir führen Kontrollmessungen beider Arten in jeder Serie in etwas höherer Frequenz durch und beteiligen uns auch etwas öfter an Ringversuchen als unbedingt notwendig. Die Gesamt-Belastung des Labors mit zusätzlichen Analysen beträgt ca. 8—10% der klinischen Anforderungen. Die Beschaffung geeigneten Kontrollmaterials macht bei körpereigenen Substanzen im Millimol-Bereich nur in Ausnahmefällen Schwierigkeiten. Zur Präzisionskontrolle setzen wir überwiegend selbst hergestelltes Rinderserum ein [10]. Zur Richtigkeitskontrolle wird hochwertiges käufliches Kontrollmaterial benutzt.

Bei geringem Datenanfall ist der Aufwand für Auswertung und Dokumentation durch Kontrollkarten (Abb. 2) und Tabellen unproblematisch. In einem größeren Labor ist der Datenanfall beträchtlich. So fallen bei uns zwischen 7000 und 9000 Kontrollergebnisse pro Monat an. Eine Vorverarbeitung der Daten durch eine EDV-Anlage wird hier unver-

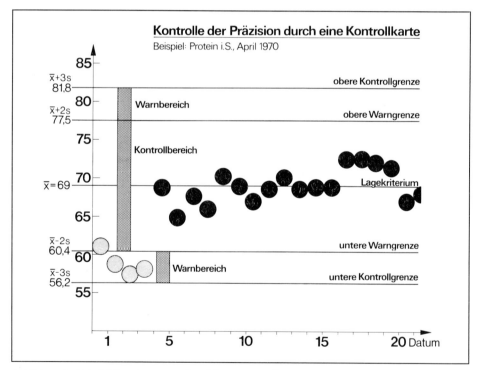

Abbildung 2: Beispiel für eine manuell geführte Kontrollkarte (Präzision).

Interne Qualitätskontrolle
(= Selbstkontrolle)
— Präzisionskontrolle in jeder Serie
— Richtigkeitskontrolle in jeder 4. Serie

Externe Qualitätskontrolle
(= Fremdkontrolle)
Erfolgreiche Teilnahme am Ringversuch einmal jährlich

Tabelle 4
Qualitätskontrolle unter Routine-Bedingungen (Mindestanforderungen der BÄK)

```
KLINIKUM STEGLITZ    FU BERLIN    CHEM. ZENTRALLABOR              76- 7-31

QUALITAETSKONTROLLE   PRAEZISION VON TAG ZU TAG


CODE   1   CHARGE 9501045   KALIUM        RINDERS.              PLATZ-NR  3


SOLLWERT  XS           VKT (%)      VKS (%)     DXQ (REL. ABW. %)
   7.147 MMOL/L         1.30         1.30            5.00

DATUM   ANZAHL MITTEL-  VKSA  BEW. AR                         * SET (*,?)
        WERTE  WERT XQ  (%)   (VKSA)    -3   -2   -1   0   1   2   3
                                      I''''I''''I''''I''''I''''I''''I''''I
76- 7- 1    2   7.37   .48               .    .            .  * .
76- 7- 2    3   7.14   .99               .    .      .      .    .
76- 7- 3    1   7.20                     .    .        .    .    .
*
76- 7- 5    5   7.29  1.70  +            .    .      .      .    .
76- 7- 6    5   7.16   .32               .    .       .     .    .
76- 7- 7    3   7.07  1.55  +            .    .    .        .    .
76- 7- 8    8   7.11  1.30  +            .    .     .       .    .
76- 7- 9    5   7.05   .93               .    .    .        .    .
*
76- 7-12    7   7.12  1.21               .    .       .     .    .
76- 7-13    4   7.15  1.33  +            .    .        .    .    .
76- 7-14    8   7.12  1.77  +            .    .     .       .    .
76- 7-15    7   7.16  1.59  +            .    .        .    .    .
76- 7-16    6   7.23  1.71  +            .    .  .          .    .
76- 7-17    7   7.09  2.52  +            .    .     .       .    .
*
76- 7-19    4   7.13  1.96  +            .    .       .     .    .
76- 7-20    8   7.11  1.26               .    .       .     .    .
76- 7-21    6   7.15   .77               .    .        .    .    .
76- 7-22    8   7.08  1.57  +            .    .     .       .    .
76- 7-23    4   7.10  1.15               .    .      .      .    .
76- 7-24    4   7.26  1.60  +            .    .         .   .    .
*
76- 7-26    6   7.01   .79               .    .  .          .    .
76- 7-27    7   7.14  1.40  +            .    .       .     .    .
76- 7-28    7   7.07  1.08               .    .    .        .    .
76- 7-29    5   7.20   .79               .    .        .    .    .
76- 7-30    5   7.03  1.54  +            .    . .           .    .
76- 7-31    3   7.01   .93               .    . .           .    .

                         WERTE              WERTE
                         TOTAL              BEREINIGT
                              BEWERT.               BEWERT.
ANZAHL               N        138                138
AUSREISSER (>4*SET)                               0
MITTELWERT           XQG    7.110              7.110
REL. ABWEICHUNG      DXQG (%)  -.5               -.5
STANDARDABWEICHUNG   SETA     .111               .111
VARIATIONSKOEFFIZ.   VKTA (%) 1.57  +           1.57  +


FREIGABE:
```

Abbildung 3: Beispiel für einen rechnerunterstützten kumulierten Monatsbericht einer Präzisions-kontrolle.

27

meidlich. Abb. 3 zeigt als Beispiel einen kumulierten Monatsbericht aus dem von uns entwickelten EDV-System.

Mit der externen Qualitätskontrolle sind z. Zt. zwei Veranstalter von der Bundesärztekammer beauftragt (Deutsche Gesellschaft für Klinische Chemie — Bonn, und INSTAND — Düsseldorf), die Ringversuche mit rund 40 klinisch-chemischen Bestandteilen regelmäßig anbieten.

Eine Erweiterung des Programms wird angestrebt, bedarf jedoch noch methodischer Vorarbeiten. Das in unserem Labor bereits 1969 freiwillig eingeführte Kontrollsystem wurde in kurzer Zeit von allen Mitarbeitern als wertvolles Mittel zur Überprüfung der eigenen Leistung anerkannt. Die später durch Gesetz begründeten Richtlinien der Bundesärztekammer haben keine nennenswerte Kritik am Prinzip des derzeitigen Vorgehens hervorgerufen, allerdings an Details [11].

Es drängt sich die Frage nach dem Erfolg all dieser Bemühungen auf. Bei der externen Qualitätskontrolle sind nach Meinung eines Veranstalters in mäßigem Umfange Erfolge erkennbar [12]. Aus unserer eigenen Sicht bietet das praktizierte System Vorteile, die zu einer merklichen Verbesserung der Zuverlässigkeit unseres Labors geführt haben:

1. Die Mitarbeiter sind problembewußter geworden.
Fehler werden schneller erkannt und behoben.

2. Das Programm gibt wesentliche Anregungen zur Erneuerung oder zum Wechsel von Methoden.

Natürlich kann nicht bestritten werden, daß das bestehende System unvollständig ist und bestimmte Fehlerarten (Interferenzen, falsche Probenidentifikation) nicht erfaßt!

6. Probleme bei der Qualitätskontrolle der Analytik körperfremder Substanzen

Bei der Implementierung des soeben geschilderten Systems der Qualitätskontrolle auf die quantitative Bestimmung von Pharmaka stößt man — fast möchte ich sagen — unerwartet auf einige praktische Probleme. Auf zwei davon möchte ich etwas näher eingehen:

1. Das Angebot an geeignetem Kontrollmaterial ist spärlich und von fraglicher Qualität. Referenzmethoden fehlen weitgehend.

2. Das System der offiziellen externen Qualitätskontrolle berücksichtigt Pharmaka fast gar nicht.

Zu 1: Wie eine Übersicht der britischen Association of Clinical Biochemists vom Vorjahr über verfügbare kommerzielle Kontrollserien [13] zeigt, gibt es nur für sehr wenige Pharmaka Kontrollmaterial zu kaufen. Auch bei diesen wenigen sind die Referenz-Werte, z. B. für Digoxin und Digitoxin, von fraglichem Wert. Die zu Fertigreagenzien (Kits) mitgelieferten Kontrollseren erfüllen sicher nicht immer die Forderung nach der Nichtidentität mit den Kalibratoren, d. h., sie sind in Wirklichkeit nur etwas anders verdünnte Standards. Solche „Kontrollseren" liefern u. U. zu günstige Kontrollergebnisse, da sie viele Störfaktoren einer klinischen Probenmatrix nicht enthalten. In vielen Fällen wird man gezwungen sein, Kontrollmaterial selbst herzustellen, so wie ich es vorhin schon andeutete. In der Tab. 5 sind noch einmal die Punkte zusammengefaßt, die man dabei beachten sollte. Praktisch unlösbar wird das Problem eines Kontrollserums zur Richtigkeitskontrolle bei Substanzgemischen wie Gentamycin, die auch noch von Charge zu Charge variieren können [14].

Zu 2: Offizielle Ringversuche für Pharmaka werden in der BRD z. Zt. nicht angeboten (sieht man einmal vom Lithium ab). Beide Veranstalter haben mir jedoch mündlich versichert, daß derartige Ringversuche sich im Stadium der praktischen Vorbereitung befinden. Dagegen kann das College of American Pathologists schon auf größere Erfahrungen hinweisen [15]. Die für die Jahre 1972 bis 1974 publizierten Ergebnisse von Digoxin-Bestimmungen belegen m. E. eindeutig die Notwendigkeit von externen Kontrollen und die Verbesserungsbedürftigkeit existierender Methoden.

Angesichts dieser Situation empfiehlt sich eine besonders strenge Überprüfung von neu

Unabhängigkeit von Standards
Ähnlichkeit der Matrix mit dem klinischen Untersuchungsmaterial
Verfügbarkeit der zu prüfenden Komponente im zweckmäßigen Konzentrationsbereich
Deklaration von Referenzwerten und -methoden
Kurzzeitstabilität
Langzeitstabilität
Deklaration von Konservierungsmitteln
Kein Infektionsrisiko (Hepatitis)

Tabelle 5
Anforderungen an die Qualität von Kontrollmaterial

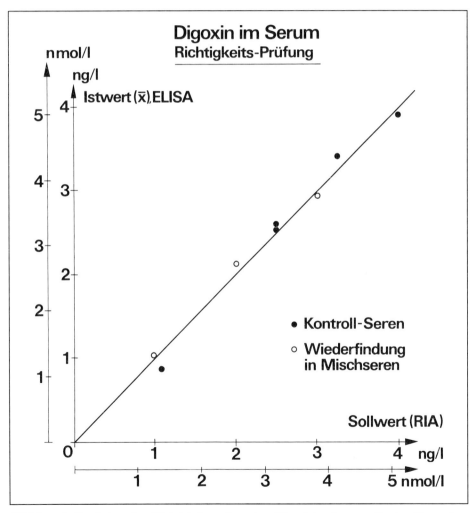

Abbildung 4: Ergebnisse einer Richtigkeitsprüfung einer Digoxinbestimmung. Punkte: Kontrollseren, Kreuze: Wiederauffindung von Reinsubstanz nach Zusatz zu Mischserum.

einzuführenden Methoden (Tab. 6), wobei natürlich je nach Art und Konzentration der Substanz individuell vorgegangen werden sollte. Eine solche Vorprüfung erspart einem Rückschläge bei der späteren klinischen oder experimentellen Anwendung. Lassen Sie mich hier nur den m.E. kritischen Punkt ansprechen und durch ein paar Beispiele belegen: die Überprüfung der Richtigkeit einer Methode.

Die Wiederfindung einer Substanz im Zusatz- oder Misch-Versuch (Abb. 4) macht in der Regel keine Probleme, da hierbei der Effekt der Matrix konstant gehalten wird. Die Problematik von Referenzwerten im Kontrollserum habe ich bereits angedeutet.

Je niedriger die Konzentration des Analyten ist, mit desto mehr Interferenzen ist zu rechnen. Tab. 7 summiert einige typische Punkte. Große Mühe kann das Auffinden von Interferenzen durch Pharmaka machen, insbesondere, wenn die interferierende Substanz erst *in vivo* entsteht. Der Zusatz der Reinsubstanz *in vitro* zeigt diese Interferenz nicht an. Zuerst ein einfaches Beispiel: Die klassische UV-Spektrophotometrie nach vorangehender Extraktion [16] zur Bestimmung des Theophyllins ergab bei 98 klinischen Proben in 47 Fällen eine nicht zu beseitigende Interferenz durch begleitende Pharmaka (Abb. 5). Bei der immunologischen Bestimmung von Digoxin kennt man zwei Störenfriede, die das Ergebnis im Einzelfall wertlos machen können: Abbauprodukte des Spironolactons [17, 18, 19] und nicht vom Einsender angegebenes Digitoxin. So zeigt z.B. Abb. 6 die Einwirkung von Canrenoat auf die Bestimmung von Digoxin mit zwei verschiedenen Tests. Unglücklicherweise zeigte der Antikörper, der nicht auf Canrenoat anspricht, umgekehrt

1. Art des Untersuchungsmaterials,
   Zusätze (!)
2. Geeignetes Kontrollmaterial
3. Meßbereich, Linearität,
   Nachweisgrenze
4. Präzision
5. Richtigkeit
   — Kontrollseren
   — Wiederfindung
   — Spezifität
   — Interferenzen, *in vitro, in vivo* (!)
     (andere Pharmaka)
   — Methodenvergleich
     mit klinischen Proben

Tabelle 6
Vorgehen beim Einführen einer neuen Bestimmungsmethode

Abnorme Proteinkonzentrationen
Hyperlipämie
Hämolyse
Niereninsuffizienz
Ikterus
Freie Fettsäuren

Stabilisatoren in Kontrollseren

Andere Pharmaka

Tabelle 7
Typische Interferenzen bei der Untersuchung von Serum

eine Kreuzreaktion mit Digitoxin [20, 21]. Bei Substanzen mit starker Bindungsaffinität zu Serumprotein sollte man unbedingt den Einfluß wechselnder Proteinkonzentrationen prüfen (Abb. 7). Sehr aussagekräftig ist nach unseren Erfahrungen der Methodenvergleich mit klinischem Untersuchungsmaterial unter Heranziehung einer Referenzme-

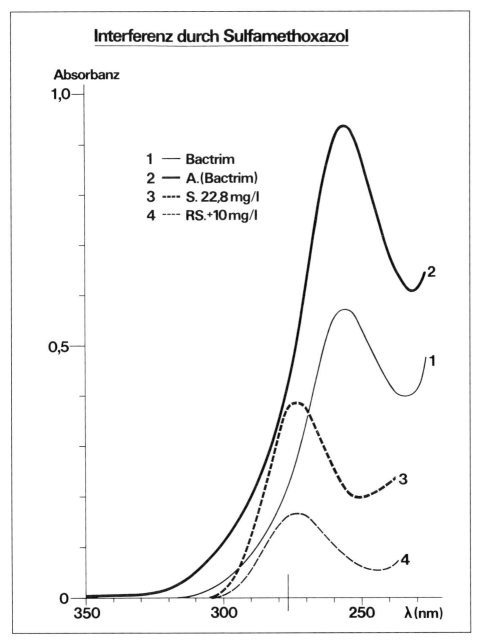

Abbildung 5: Interferenz von Sulfamethoxazol bei der UV-spektrophotometrischen Bestimmung von Theophyllin. Spektrum 1: Tabletten-Extrakt von Cotrimazol, Spektrum 2: Serum eines Patienten, der gleichzeitig Theophyllin und Cotrimazol einnahm, Spektrum 3: Serum eines Patienten, der nur Theophyllin einnahm, Spektrum 4: Rinderserum nach Zusatz von Theophyllin.

thode, d. h. eine Methode hoher Richtigkeit. Das Beispiel der Abb. 8 zeigt die Erprobung eines Radioimmunoassay von Theophyllin.

Das Diagramm zeigt deutlich einen systematischen (proportionalen) Fehler zwischen beiden Methoden.

An dieser Stelle darf ich noch zwei kritische Bemerkungen zur mathematischen Auswertung einer solchen Vergleichsstudie machen:

1. Der Korrelationskoeffizient r hat eine sehr geringe Aussagekraft [22].

2. Die Berechnung der Regressionsgeraden sollte die Variabilität beider Parameter x und y berücksichtigen [23].

Die übliche Art der univariaten Regressionsanalyse führt zu inkorrekten Ergebnissen.

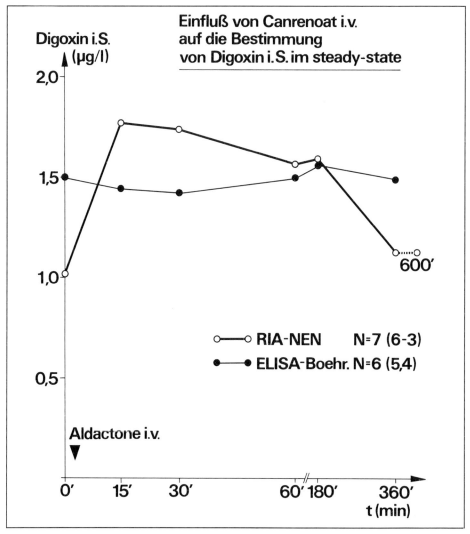

Abbildung 6: Einfluß von i. v. verabreichten Canrenoat auf die scheinbare Konzentration von Digoxin im Serum bei Patienten im Digoxin-steady-state.

Zusammenfassung

Quantitative chemische Untersuchungen, die zu medizinischen Zwecken ausgeführt werden, unterliegen in Deutschland einem gesetzlich begründeten System der Zuverlässigkeitskontrolle.

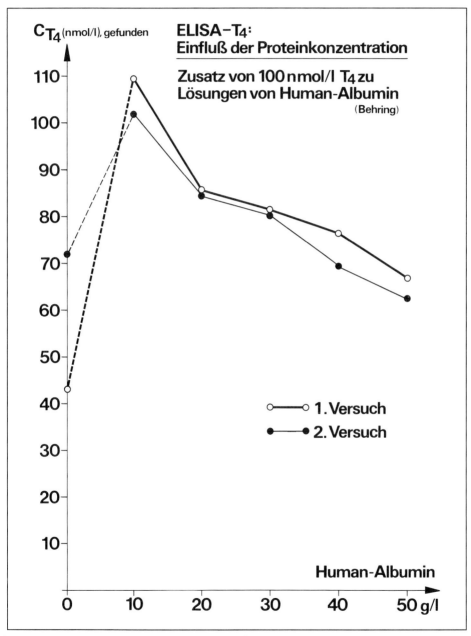

Abbildung 7: Einfluß der Proteinkonzentration auf eine immunchemische Bestimmung von Thyroxin.

Das Verfahren verwendet die sog. Kontrollproben-Methode. Es sind sowohl laborinterne (Selbstkontrolle) wie laborexterne Kontrollen (Fremdkontrolle) obligatorisch. Die Durchführung dieses Programms ist bei der Mehrzahl der üblicherweise untersuchten körpereigenen Substanzen problemlos möglich.

Dagegen steht die Organisation eines entsprechenden Systems der Zuverlässigkeitskontrolle körperfremder Substanzen (Pharmaka) in Körperflüssigkeiten in den Anfängen: Das Angebot an Kontrollmaterial ist zahlenmäßig geringer und z. T. von fraglicher Qualität. Offizielle, d. h. im Auftrage der Bundesärztekammer veranstaltete Ringversuche, sind z. Zt. erst in Vorbereitung. Unter diesen Umständen sollte bei der Bestimmung von Pharmaka mit erhöhter Sorgfalt die analytische Zuverlässigkeit der eingesetzten Methoden vom Anwender selbst überprüft werden.

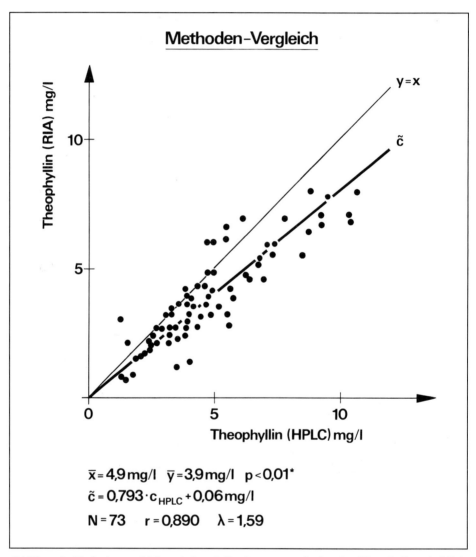

Abbildung 8: Methodenvergleich zwischen 2 Bestimmungsmethoden für Theophyllin mit klinischen Untersuchungsproben. Bivariate Regressionsanalyse.

34

Literatur

[1] RICHTERICH, R.: Klinische Chemie. 3. Aufl. S. 4 ff. Basel 1971.

[2] Gesetz über das Meß- und Eichwesen (Eichgesetz) vom 11. 7. 1979. Bundesgesetzblatt vom 15. 7. 1979, Teil I, 759—770.

[3] Verordnung über Ausnahmen von der Eichpflicht (Eichpflicht-Ausnahmenverordnung) vom 26. 6. 1970. Bundesgesetzblatt vom 30. 7. 1970, Teil II, 960—965.

[4] Richtlinien der Bundesärztekammer zur Durchführung von Maßnahmen der statistischen Qualitätskontrolle und von Ringversuchen im Bereich der Heilkunde. Deutsches Ärzteblatt 68 (1971), 2228—2231.

[5] Ausführungsbestimmungen und Erläuterungen zu den Richtlinien der Bundesärztekammer zur Durchführung der statistischen Qualitätskontrolle und von Ringversuchen im Bereich der Heilkunde. Deutsches Ärzteblatt 71 (1974), 961—965.

[6] STAMM, D.: Calibration and controlmaterials. Z. Klin. Chem. Klin. Biochem. 12 (1974), 137—145.

[7] K. BORNER: Ein einfaches System der Dokumentation von Laboratoriumsbefunden als Beispiel einer Informationskette im Krankenhaus. Meth. Inform. Med. 12 (1973), 26—31.

[8] R. HAECKEL: Qualitätssicherung im medizinischen Labor. Köln, 1975.

[9] BÜTTNER, J., BORTH, R., BOUTWELL, J. H., BROUGHTON, P. M. G.: International Federation of Clinical Chemistry. Provisional recommendations on quality control in clinical chemistry. Part 1. Z. Klin. Chem. Klin. Biochem. 13 (1975), 523—531. Part 2. J. Clin. Chem. Clin. Biochem. 14 (1976) 265—275. Part 3. ibidem 15 (1977), 233—238. Part 5. ibidem 16 (1978), 259—266. Part 6. ibidem 15 (1977), 95—100.

[10] BORNER, K., FABRICIUS, W.: Statistische Qualitätskontrollen mit Rinderserum als Untersuchungsmaterial. Z. Klin. Chem. Klin. Biochem. 8 (1970), 170—172.

[11] HAUG, H., IMMICH, H., v. KLEIN-WISENBERG, A., MÜLLER, H., ROTZLER, A., SIEDER, M.: Qualitätskontrolle — Kritik und Verbesserungsvorschläge. Lab. med. 2 (1978), A + B 149—153.

[12] RÖHLE, G., OBERHOFFER, G., BREUER, H.: Ergebnisse aus Ringversuchen. Dt. Ges. f. Klinische Chemie. Mitteilungen 1976, Heft 2, S. 32—41.

[13] Association of clinical biochemists (Großbritannien): Control materials for clinical biochemistry. 6. Aufl. 1978, London.

[14] THOMAS, A. H., TAPPIN, S. D.: Separation of gentamycin complex by ion-exchange column chromatography. J. Chromatograph 97 (1974), 280—283.

[15] HANSEL, J. R.: Three-years' experience in interlaboratory testing of commercial digoxin kits. Amer. J. Clin. Pathol. 66 (1976), 234—237.

[16] SCHWERDTNER, H. A., WALLACE, J. E., BLUM, K.: Improved ultraviolet spectrophotometry of serum theophylline. Clin. Chem. 24 (1978), 360—361.

[17] LICHEY, J., SCHRÖDER, R., RIETBROCK, N.: Spironolactone and digoxin radioimmunoassay. Int. J. Clin. Pharmacol. 15 (1977), 557—559.

[18] SILBER, B., SHEINER, L. B., POWERS, J. L., WINTER, M. E., SADÉE, W.: Spironolactone-associated digoxin radioimmunoassay interference. Clin. Chem. 25 (1979), 48—50.

[19] DWENGER, A., FRIEDEL, R., TRAUTSCHOLD, I.: Performance of radioimmunoassays for digoxin as evaluated by a group experiment. International Symposium on Radioimmunoassay and related procedures in Medicine. Berlin (West) 1977.

[20] LICHEY, J., RIETBROCK, N., BORNER, K.: The influence of intravenous canrenoate on the determination of digoxin in serum by radio- and enzyme-immunoassay. Int. J. Clin. Pharmacol 17 (1979), 61—63.

[21] BORNER, K., RIETBROCK, N.: Bestimmung von Digoxin im Serum. Vergleich von Radioimmunoassay und heterogenem Enzymimmunoassay. J. Clin. Chem. Clin. Biochem. 16 (1978), 335—342.

[22] CORNBLEET, P. J., SHEA, M. C.: Comparison of product moment and rank correlation coefficients in the assessment of laboratory method comparision data. Clin. Chem. 24 (1978), 857—861.

[23] AVERDUNK, R., BORNER, K.: Korrelation der Thromboplastinzeiten bei Dicumarolbehandelten Patienten unter Verwendung verschiedener Thrombokinasepräparaten. Z. Klin. Chem. Klin. Biochem. 8 (1970), 263—268.

Diskussion zu den Vorträgen Borner und Vöhringer

Erdmann:
Ich hätte eine Frage an Herrn Prof. Borner. Man hört in der letzten Zeit so häufig, daß die Zahl der klinischen Proben rapide zunimmt. Es werden immer lineare Kurven gezeigt. Ist es nicht so, daß meistens Kurven gezeigt werden, die von der Zahl der Proben und nicht von der Zahl der angeforderten Analysen ausgehen?

Borner:
Ich darf vielleicht spezifizieren. Das Diapositiv, das ich gezeigt habe, sind angeforderte Analysen. Es sind also nicht indiskriminierend durchgeführte Analysen. Sie haben recht, daß man sich über die Anzahl der Analysen Gedanken machen sollte.

Rietbrock:
In Frankfurt sind allein die Digoxinbestimmungen in einem Jahr um das 20fache angestiegen, darunter auch solche, die später gar nicht abgerufen werden. Die Kontrolle über die anzufordernden Analysen sollte daher einem Oberarzt oder einem verantwortlichen Stationsarzt übertragen werden.

Hierholzer:
Ich wollte eine Frage an Herrn Vöhringer stellen. Sie haben darauf hingewiesen, daß die Routinemethoden zur Bestimmung von Pharmaka im wesentlichen die gebundene und ungebundene Fraktion zugleich erfassen. Warum ist das so? Ich meine, es gibt doch genügend andere Methoden, um die ungebundene Fraktion zu messen.

Vöhringer:
Prinzipiell gebe ich Ihnen recht. Es ist sicherer und wissenschaftlich genauer, wenn der ungebundene Pharmakon-Anteil bestimmt wird. Aber die Methoden erfordern Zeit, die oft nicht vorhanden ist.

Hierholzer:
Das bedeutet, man bekommt schneller etwas, was im Grunde genommen keine Aussagekraft hat. Warum wendet man nicht mehr Zeit auf, um einen vernünftigen Wert zu bekommen?

Vöhringer:
Weil aus klinischer Sicht in der Mehrzahl der Fälle die Kenntnis der ungebundenen Konzentration den Mehraufwand an Zeit und Kosten nicht rechtfertigt. Die Bestimmung des freien Pharmakonanteiles ist nur für solche Arzneimittel von Bedeutung, die ein Verteilungsvolumen von 0,15 l/kg und weniger und eine Proteinbindung von über 80% aufweisen. Diese Voraussetzung ist nur für einen geringen Teil von Pharmaka erfüllt, die normalerweise in der klinischen Praxis benötigt werden; s. Abb. 2 im Vortrag VÖHRINGER und NEUHAUS. Für Arzneimittel mit einem größeren Verteilungsvolumen und einer kleineren Proteinbildung haben dagegen z. B. Änderungen der Plasmaproteinbindung eine geringe und zumeist nicht meßbare Zunahme des freien Anteiles im Plasma und demzufolge auch eine nicht meßbare Änderung des pharmakologischen Effektes zur Folge.

Rietbrock:
Eine Frage an Herrn Borner. Welche Referenzmethoden würden Sie denn nun vorschlagen für die Bestimmung von Pharmaka?

Borner:
Das läßt sich nur für eine einzelne Substanz individuell beantworten. Das müssen Methoden sein, die wenigstens auf 1% bis 2% das richtige Ergebnis bringen.

Rietbrock:
Wenn wir aber Methoden haben wie Radioimmunoassays für die Digitalis-Glykoside oder für das Gentamycin, welche Referenzmethoden würden Sie vorschlagen? Ich meine, da kommen doch nur monoklonale Antikörper in Betracht, die keine Kreuzreaktivität für andere Substanzen zeigen. Die normalen Radioimmunoassays kommen doch hierfür nicht in Frage.

Borner:
Ich würde immunologischen Methoden keine Chance als Referenzmethode geben, eher ausgeklügelten physikalisch-chemischen Methoden. Im Falle von Digoxin vielleicht einer Doppelisotopen-Markierung mit entsprechenden Trennvorgängen; im Falle von Gentamycin, muß ich sagen, ist es hoffnungslos, da keine einheitliche Substanz vorliegt.

Rietbrock:
Beim Digoxin sicherlich auch die HPLC. Sie können ja ohne weiteres die Probe über HPLC schikken, die einzelnen Retentionszeiten bestimmen, nach den Retentionszeiten das Material gewinnen und anschließend mit dem Radioimmunoassay bestimmen. Würden Sie das eventuell vorziehen, solange wir keine klonalen Antikörper finden?

Borner:
Ich kann nur darauf hinweisen, daß die Entwicklung bei Referenzmethoden um die Immunologie im Moment einen Bogen macht. Ich glaube nicht, daß die Spezifität ausreicht.

Rietbrock:
Ein anderes Beispiel, Theophyllin, das nun ja im wesentlichen Maße wieder Eingang in die Kliniken findet. Was würden Sie empfehlen? Da gibt es Radioimmunoassays, HPLC, Gaschromatographie usw. Welche Referenzmethode?

Borner:
Vermutlich die Methode, die für die Klinik am wenigsten geeignet ist, nämlich Gaschromatographie, vermutlich in Verbindung mit einem radioaktiven Verfahren, der Massenspektrometrie.

Göthert:
Herr Vöhringer, welche Aussagekraft würden Sie dem radioimmunologisch bestimmten Digitoxin bei Nieren- oder Leberinsuffizienz zumessen? Da gibt es die Untersuchung von Herrn Rahn, nach der sich die Plasmaproteinbindung von Digitoxin sehr stark bei Niereninsuffizienz ändert.

Vöhringer:
Die Befunde von Herrn Rahn konnten sowohl von Frau Storstein als auch in eigenen Untersuchungen nicht bestätigt werden. STORSTEIN (Clin. Pharmacol. Ther. 20, 6, 1976) fand eine Erniedrigung der Digitoxinbindung lediglich bei niereninsuffizienten Patienten nach Beginn einer Hämodialyse als Folge einer Konkurrenz der durch Heparin verursachten Freisetzung von freien Fettsäuren. Im Prädialysestadium blieb die Bindung unbeeinflußt. In eigenen Untersuchungen konnten wir ebenfalls keinen signifikanten Unterschied in der Digitoxinbindung bei Patienten mit normaler Nierenfunktion und Patienten mit akuter und chronischer Niereninsuffizienz beobachten. Auch ohne diese Untersuchungen kann folgende Berechnung aufgestellt werden: Eine Abnahme einer *in vitro* festgestellten Proteinbindung von 95% auf 90% würde *in vivo* eine Zunahme der ungebundenen Konzentration um einen Faktor von 1,4 zur Folge haben (Abb. 3 im Vortrag VÖHRINGER und NEUHAUS). Die Voraussetzung hierfür ist jedoch, daß keine signifikante Gewebebindung eintritt und das ungebundene Digitoxin im Körperwasser frei diffusibel ist. Das Verteilungsvolumen von Digitoxin beträgt aber im Mittel 0,6 l/kg. Zwischen nierengesunden und urämischen Patienten besteht kein Unterschied. Insofern würde ich der radioimmunologisch bestimmten Gesamtkonzentration von Digitoxin bei Niereninsuffizienz die gleiche Aussagekraft zumessen wie derjenigen bei nierengesunden Patienten. Dasselbe gilt für leberinsuffiziente Patienten.

Göthert:
Ein Faktor von 1,4, den Sie ja auch bei dieser Plasmaproteinbindung zubilligen, müßte doch eigentlich klinisch manifest werden können oder nicht? Bei einer Substanz mit so geringer therapeutischer Breite?

Vöhringer:
Bei einem Verteilungsvolumen von 0,6 l/kg befinden sich nur 6,7% der Gesamtpharmakonmenge im Kompartiment Plasma. Eine — bislang in der Literatur nicht übereinstimmend bewiesene — Zunahme des ungebundenen Anteiles von Digitoxin um den Faktor 1,4 würde eine Zunahme der Digitoxinmenge im Plasma von 6,7% auf maximal 9,4% der Gesamtmenge im Organismus zur Folge haben. Derartige Änderungen sind meiner Ansicht nach klinisch nicht meßbar und ohne wesentliche Bedeutung für die Eliminationskinetik. Streng pharmakokinetisch gesehen gibt es heute in der Literatur noch keine Arbeit mit schlüssigen Beweisen über den Einfluß der Proteinbindung auf die Eliminationskinetik von Digitoxin, die — im Zusammenhang mit einer veränderten Glykosidtoleranz — der Forderung nach einer Änderung der Dosierung bei terminaler Niereninsuffizienz entsprechen würde.

Peters:
Wir haben ebenfalls bei niereninsuffizienten Patienten die freie Fraktion (nach Ultrazentrifugation) radioimmunologisch gemessen. Trotz geringgradiger Abnahme der Eiweißbindung fand sich jedoch eine nicht veränderte freie Fraktion bzw. unveränderte Konzentration des freien Anteiles. Das, was Sie zuletzt sagten, würde ich eigentlich mit Vorsicht sagen. Sie erwähnten den pharmakologischen Effekt bei Patienten mit terminaler Niereninsuffizienz bzw. Urämie. Da würde ich mich insofern etwas zurückhalten, als hier doch Toleranzänderungen möglich sein können.

Rietbrock:
Herr Peters, es ist gut, daß Sie diese Patienten erwähnen. Wir haben in Frankfurt bei ungefähr 200

Patienten, die mit Digitoxin behandelt worden sind, die von den klinischen Kollegen angegebene Dosierung verfolgt. Nahezu alle Patienten waren niereninsuffizient. Wir haben immer gesehen, daß bei diesen Patienten eine Wochenendpause eingelegt wurde, während man normalerweise auf eine Wochenendpause verzichten kann. Darum sollte man doch gerade bei diesen Patienten im Endstadium sehr vorsichtig digitalisieren, auch mit Digitoxin, auch dann, wenn die Halbwertzeit nicht verlängert ist.

Peters:

Ich glaube, wir haben in der Klinik von Grosse-Brockhoff eine große Erfahrung mit der Dosierung von Digitoxin. Wir haben alle Patienten mit Herzinsuffizienz ohne und mit chronischer Niereninsuffizienz eigentlich mit der gleichen Dosis Digitoxin behandelt. Unsere Erfahrungen sind so, daß man für Wochenendpausen nicht unbedingt einen Beleg finden kann. Ich weiß nicht, warum in Frankfurt Wochenendpausen eingelegt wurden. Unsere Erfahrungen können jedoch Ihre Erfahrungen nicht unbedingt bestätigen.

Rietbrock:

Diese Wochenendpausen wurden nicht aufgrund dieser Bestimmungen eingeführt. Diese Wochenendpausen hat es auch schon vor der Konzentrationsbestimmung gegeben.

Peters:

Die Wochenendpausen hat es leider beim Digitoxin früher gegeben, das hat aber andere Gründe. Damals war die Dosierung bei 1 mg pro Woche, die tägliche Dosierung betrug 0,2 mg für fünf Tage in der Woche.

Alken:

Herr Borner, jemand, der täglich mit der Messung von Pharmaka im Serum beschäftigt ist, erschauert in Ehrfurcht, wenn er sieht, mit welch komplexen Methoden Qualitätskontrollen bei der Messung von biologischen Parametern durchgeführt werden. Es ist für uns sicherlich ein erstrebenswertes Ziel, so weit zu kommen. Ich weise jedoch darauf hin, daß die Institutionalisierung der Qualitätskontrolle in der klinischen Chemie, insbesondere bei der Messung von Pharmaka, dadurch erschwert wird, daß von allen möglichen Institutionen innerhalb eines Klinikums und innerhalb verschiedener Bereiche die gleichen Pharmaka mit durchaus unterschiedlichen Methoden gemessen werden. Das heißt, uns fehlt in der Bundesrepublik eine vereinheitlichende Institutionalisierung des Drug-Monitoring.

Borner:

Ich will nichts zur Berufspolitik sagen. Aber ich glaube, auf die Erfahrung der Veranstalter dieser Ringversuche sollte man doch zurückgreifen. Die bieten ja nicht nur chemische Analysen an, sondern auch mikrobiologische, hämatologische und gerinnungsphysiologische Untersuchungen. Diese Untersuchungen sind aber auch problematisch, und zwar insofern, als die Veranstalter ebenfalls überlegen müssen, was sie denn nun anbieten sollen. Denn die Regeln besagen, daß es mindestens 70 Teilnehmer sein müssen. Wenn jedoch jede Klinik etwas anderes verordnet, wird es schwer zu entscheiden, welche Substanz einer Qualitätskontrolle unterzogen werden kann.

Kewitz:

Ich hätte eine ganz andere Frage. Vor etwa zwei Jahren wurden wir überrascht durch einen neuen Interferenzeffekt, den kein Mensch erwartet hatte: Chinidin und Digoxin. Es wäre interessant, wenn hierzu noch etwas gesagt werden könnte. Hier scheint doch ein sehr spezifischer Interferenzeffekt vorzuliegen.

Rietbrock:

Ich habe in der Zwischenzeit mit vielen Klinikern über dieses Phänomen gesprochen. Alle waren übereinstimmend der Meinung, bei digitalisierten Patienten keine Intoxikationen gesehen zu haben. Die klinische Relevanz scheint mir demnach bis heute nicht so wesentlich zu sein. Wir wollten diese Interferenz natürlich auch prüfen. Wir sind jedoch daran gescheitert, daß Chinidin sehr selten bei uns in Frankfurt eingesetzt wird. Es gibt nur wenige Kliniken in Deutschland, in denen Chinidin noch verordnet wird.

Flasch:

Die Ursache dieser Interaktion scheint darin zu liegen, daß Chinidin im peripheren Kompartiment, also im Gewebe, die nicht spezifischen Rezeptoren von Digoxin besetzt und dadurch das Glykosid sozusagen zurücktreibt ins zentrale Kompartiment Blut.

Rietbrock:

Und die Hauptmenge des Glykosids, wenn ich das ergänzen darf, sitzt eben in der Muskulatur, die ja 40% des Körpergewichts repräsentiert. Das kann stärkere Änderungen zur Folge haben als Konzentrationsänderungen im Herzmuskel. Die Pharmakokinetik von Digoxin wird in Gegenwart von Chinidin insofern verändert, als Verteilungsvolumen, renale und totale Clearance wesentlich reduziert werden, während die Eliminationshalbwertszeit gleichbleibt. Daraus resultiert eine Erhöhung der Plasmakonzentration (HAGER *et al.*, N. Engl. J. Med. *300*, 1238, 1979). Messen Sie diesen Befunden, Herr Erdmann, klinisch eine Bedeutung zu?

Erdmann:
Ich habe in den letzten Jahren sehr wenig Chinidin gegeben und bislang noch keine Intoxikation gesehen.

Rietbrock:
Aber Sie kennen doch die Befunde aus dem Münchner Krankenhaus. Haben Sie denn klinisch keine Interaktion gesehen?

Kewitz:
Es gibt für mich gar keinen Zweifel, daß die Interaktion Chinidin/Digoxin eine klinische Bedeutung hat. Darüber gibt es jetzt genügend Publikationen, darüber kann man nicht streiten. Natürlich wird Chinidin auch in unserem Hause selten angewendet, da sehen wir das natürlich nicht. Aber daß das da ist, daran besteht kein Zweifel. Viel bedeutender ist ja die theoretische Grundlage dieses Effektes. Das ist ja doch entscheidend. Wie kommt es dazu? Keiner weiß es im Moment.

Baethke:
Ich glaube, die zitierte Arbeit aus dem New English Journ. of Med. gibt doch eigentlich sehr überzeugende Hinweise darauf, daß es sich um Interferenzen am tubulären Transport handeln könnte, und als Kliniker kann ich die geschilderten Beobachtungen nur bestätigen. Wir verabreichen z. B. sehr häufig Chinidin in Verbindung mit Isoptin und stellten bei digitalisierten Patienten oft ganz merkwürdige Konzentrationsanstiege in den Intoxikationsbereich von Digoxin fest, die wir erst jetzt glauben erklären zu können.

Peters:
Wir haben ebenfalls einen Patienten gehabt, der mit Chinidin rhythmisiert werden sollte und der dann unter der Digitalisierung mit seiner Digoxinkonzentration in einen toxischen Bereich kam. Wir haben daraufhin bei Probanden eine kontrollierte Studie begonnen und eindeutig gefunden, daß die Serumdigoxinspiegel in Gegenwart von Chinidin hochsignifikant ansteigen, bis zu 2 ng/ml, einzelne bis zu 2—3 ng/ml. Das beruht im wesentlichen darauf, daß die renale Exkretion von Digoxin beeinträchtigt wird. Das würde mit den Befunden von Döring übereinstimmen (Med. Klinik *73*, 1085, 1978).

Kewitz:
Das Hochinteressante an diesen Effekten ist doch, daß sie scheinbar so sehr spezifisch sind und nur das Digoxin und seine Derivate und nicht das Digitoxin betreffen. Und, soweit ich weiß, auch keine anderen Glykoside. Ich glaube, man muß diesem Befund weiter nachgehen,
1. weil er so überraschend war, weil ihn keiner erwartet und lange Zeit nicht entdeckt hat und
2. weil er so relativ spezifisch ist.

Methoden zur Bestimmung von Herzglykosiden in biologischem Material

Auswahlkriterien für pharmakokinetische Untersuchungen

H. Flasch

1. Einleitung

Konzentrationsbestimmungen von Herzglykosiden werden im wesentlichen bei zwei Fragestellungen gefordert: Untersuchung der Pharmakokinetik und Überwachung von Plasmaspiegeln. Während pharmakokinetische Arbeiten — insbesondere wenn es sich um neuartige Glykoside handelt — die Domäne der Isotopentechnik sind, werden Digitalis-Plasmaspiegel zur Therapiekontrolle mit größtenteils käuflichen Assays gemessen. Die klassischen Analysenmethoden Photometrie und Chromatographie sind nach wie vor wichtigster Bestandteil von Kontroll-Laboratorien zur quantitativen Gehalts- und Reinheitsbestimmung von Glykosid-Präparaten. Ihr Einsatzgebiet ist der µg-Bereich, während biologische Glykosid-Konzentrationen im ng-Bereich nur mit Hilfe der Massenspektrometrie, mit Assays oder der Isotopentechnik meßbar sind (Abb. 1).

2. Spektroskopische Verfahren

Wie aus der Molekülstruktur des in Abb. 2 als Beispiel dargestellten Digoxin abzulesen ist, besitzen Cardenolide als Chromophor nur die konjugierten Doppelbindungen im Lactonring. Ihr molarer Extinktionskoeffizient ist so niedrig, daß sie nicht zur direkten photometrischen Bestimmung geeignet sind. In den umrandeten Molekülteilen lassen sich durch chemische Reaktionen Chromophore aufbauen (Übersicht bei PFORDTE und FÖRSTER, 1970):
Durch Kopplung der aktiven Methylengruppe des Butenolidringes mit aromatischen Di- und Polynitroverbindungen lassen sich aufgrund der KEDDE- bzw. BALJET-Reaktion [Übersicht bei RABITZSCH und TAMBOR (1969)] gefärbte Komplex-Anionen (Meisenheimer-Komplex) darstellen, die photometrisch mit einer Erfassungsgrenze von 2—25 µg bei 485 nm vermessen werden können. Die Reaktion ist spezifisch für Cardenolide.
Mit Xanthydrol oder nach KELLER-KILIANI (ROWSON, 1952) lassen sich Digitoxosen (2-Desoxyzucker) zu roten bzw. blauen, photometrisch auswertbaren Farbstoffen umsetzen. Die Erfassungsgrenze wird z. T. bis 0,5 µg angegeben, der Meßbereich allerdings nur bis 5 µg/10 ml.

Der empfindlichste Nachweis unter den spektrometrischen Verfahren ist die Fluorimetrie nach Umsetzung mit starken Säuren wie z. B. Trichloressigsäure (WELLS et al., 1961): Durch Dehydratisierung im Steroidgerüst werden konjugierte Doppelbindungs-Systeme mit Fluoreszenz-Eigenschaften gebildet. Zur Digoxin-Bestimmung wird mit 340 nm angeregt und die Fluoreszenz-Emission bei 420 nm gemessen. Die Anregungswellenlänge ist für ein bestimmtes Hydroxylierungsmuster des Glykosids spezifisch.

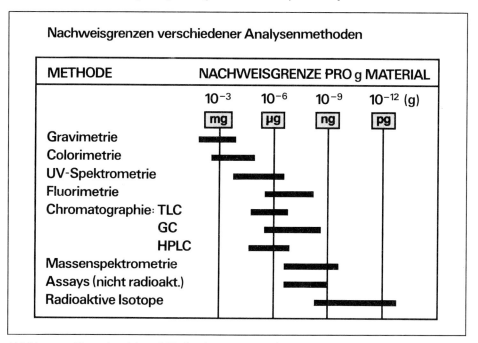

Abbildung 1: Einsatzbereich und Nachweisgrenzen verschiedener Analysenmethoden

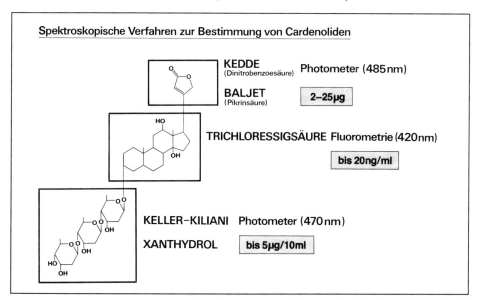

Abbildung 2: Anwendung chemischer Verfahren zur photometrischen und fluorimetrischen Bestimmung von Cardenoliden

Alle spektroskopischen Verfahren werden wegen ihrer Empfindlichkeitsbereiche und ihrer Anfälligkeit gegenüber Interferenz mit Fremdsubstanzen vorwiegend in analytischen Kontroll-Laboratorien eingesetzt. Dort kommen sie allerdings sehr häufig zur Anwendung, weil sie einmal für diese Zwecke wenig aufwendig und sehr genau sind, zum anderen, weil sie Bestandteil der meisten Pharmakopöen sind. Selbstverständlich lassen sich diese Verfahren auch auf Glykosid-Gemische entsprechender Konzentrationen übertragen, wenn man sie vorher z. B. dünnschichtchromatographisch trennt (JELLIFFE, 1967; KRAUS et al., 1969; PÖTTER und BÄRISCH, 1972).

3. Chromatographische Verfahren

Im μg- bis ng-Bereich liegt die Domäne von Gaschromatographie und HPLC (high pressure liquid chromatography). Da gerade in jüngster Zeit Fortschritte auf dem Sektor der Detektoren gemacht wurden, sind beide Verfahren für viele Arzneimittel-Analysen universell einsetzbar. Dabei üben sie zwei Funktionen, chromatographische Trennung und quantitative Bestimmung, aus. Der recht große apparative Aufwand muß allerdings beachtet werden.

Die *Gaschromatographie* ist aus zwei Gründen für Herzglykoside problematisch:
1. Weil sie nicht unzersetzt verdampfbar sind, können Herzglykoside nicht direkt gaschromatographiert werden. 2. Die Empfindlichkeit herkömmlicher Detektoren ist für viele Untersuchungen zu gering. Beide Probleme wurden erstmals von JELLIFFE (1963) gelöst. Entsprechend Abb. 3 überführte er das zu bestimmende Cardenolid in ein Heptafluorobutyrat, das beide genannten Voraussetzungen erfüllt. Mit Elektronen-Einfang-Detektoren, die Halogene registrieren, liegt die Erfassungsgrenze bei 2 ng.

Die Derivatisierungs-Reaktion wurde von WATSON und KALMAN (1971) aufgegriffen und daraus ein GC-Assay für Digoxin im Humanplasma entwickelt. Zur Probenvorbereitung sind entsprechend Abb. 4 einige Extraktions- und Reinigungsoperationen erforderlich. 10 ml Plasma werden zur Recovery-Kontrolle mit einer bekannten Menge Digoxin-^{3}H als interner Standard versetzt. Vor der eigentlichen Derivatisierung erfolgen einige Extraktionen und die chromatographischen Reinigungen des Digoxins.

Das HFB-Digoxigenin wird nach schichtchromatographischer Reinigung mit dem Eichstandard versetzt (2. interner Standard). Ein Aliquot der GC-Injektionslösung wird zur Radioaktivitätsmessung abgezweigt. Damit werden Recoveries um 25% bestimmt. Die

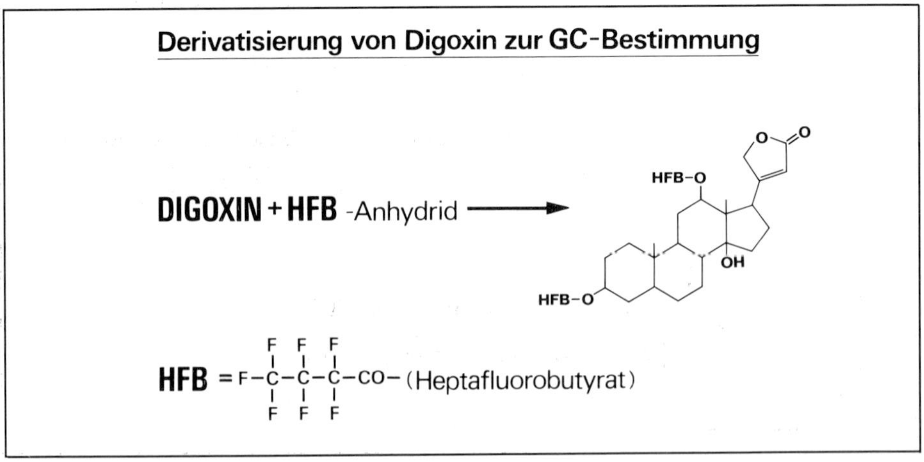

Abbildung 3: Derivatisierung von Digoxin mit Heptafluorobuttersäure-Anhydrid zur gaschromatographischen Analyse (nach JELLIFFE, 1963)

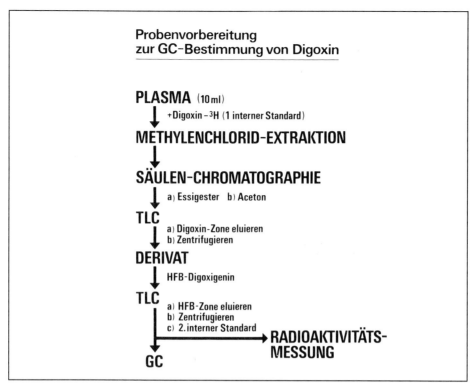

Abbildung 4: Gaschromatographische Bestimmung von Digoxin im Plasma. Probenvorbereitung nach WATSON und KALMAN (1971)

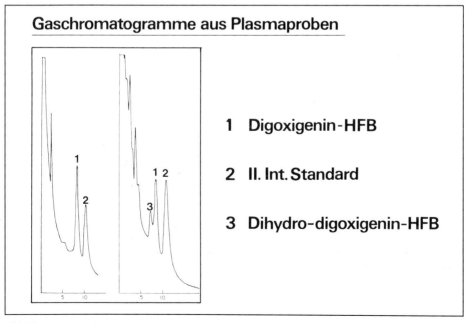

Abbildung 5: Gaschromatographische Analyse von Digoxin in Plasma (WATSON *et al.*, 1973)

Massenspektren

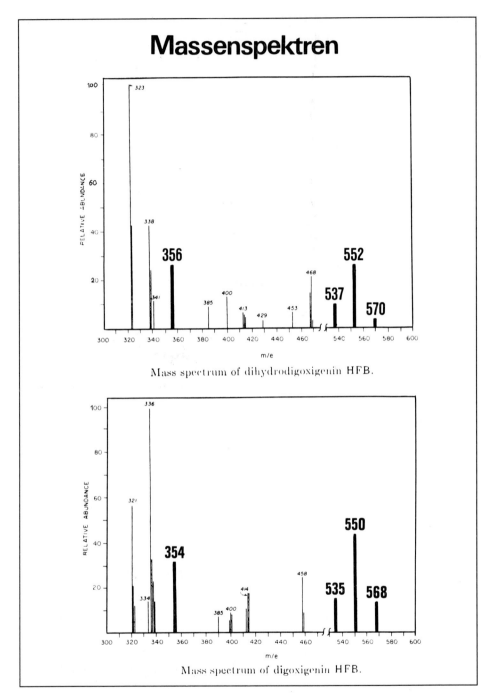

Mass spectrum of dihydrodigoxigenin HFB.

Mass spectrum of digoxigenin HFB.

Abbildung 6: Massenspektren von Dihydrodigoxigenin-HFB (oben) und Digoxigenin-HFB (unten) nach WATSON et al., 1973.

Ausbeute ist zwar niedrig, aber nicht problematisch, da die Verluste exakt bestimmt und abschließend in Rechnung gesetzt werden. Der Vorteil des ^{3}H-Standards liegt darin, daß insbesondere die Zahl der Extraktionsschritte klein gehalten werden kann.

Das in Abb. 5 wiedergegebene Gaschromatogramm (linke Bildhälfte) stammt von einer Plasmaprobe mit ca. 2 ng/ml Digoxin (WATSON et al., 1973): Peak 1 repräsentiert das bei der Derivatisierung gebildete Fluor-Derivat des Digoxigenins, Peak 2 den 2. internen Standard, der zur Eichung des apparativen Systems dient. Es muß bei diesem Verfahren beachtet werden, daß nicht das Cardenolid selbst, sondern lediglich die Fluoratome detektiert werden. Damit wird deutlich, daß eine sorgfältige Reinigung notwendig ist, um interferierende fluorierte Begleitsubstanzen zu entfernen.

Wegen des beträchtlichen Aufwands wird die Gaschromatographie zur routinemäßigen Glykosidbestimmung praktisch nicht eingesetzt. Die zitierten Autoren haben allerdings mit den von ihnen entwickelten Verfahren eine größere Zahl von Plasma-Digoxinbestimmungen an Patienten ausgeführt und dabei eine interessante Entdeckung gemacht (Abb. 5, rechte Bildhälfte): Neben dem üblichen, von Digoxin stammenden Peak beobachteten sie in einigen Plasmaproben ein Signal, das auf einen Metaboliten hinwies (Peak 3). Er wurde später als Dihydrodigoxigenin identifiziert. Damit gelang es das erste Mal, Cardanolide als Stoffwechselprodukte beim Menschen nachzuweisen. Dieses Beispiel demonstriert sehr eindrucksvoll die hohe Trennleistung der GC: Die Extrakte der Plasmaprobe wurden bereits während der Aufarbeitung einige Male DC-chromatographiert und nur die dem Digoxin entsprechende Zone abgetrennt. Das sich darin verbergende Dihydro-Produkt offenbart sich erst bei der GC-Trennung.

Zur Identifizierung und Strukturaufklärung des Dihydrodigoxins wurde von den Autoren die Gaschromatographie/Massenspektrometrie (GC/MS) eingesetzt. Mit dieser sehr aufwendigen Anordnung können die getrennten Fraktionen nach Verlassen der GC-Säule in ein Massenspektrometer eingeschleust werden. Im Hochvakuum erfolgt dort eine Molekül-Anregung (z. B. durch Elektronenbeschuß), Ionisierung und Fragmentierung. Nach Beschleunigung werden die Ionenfragmente in einem elektrischen und magnetischen Feld entsprechend ihrer Masse abgelenkt und am Ende der Trennstrecke registriert. In Abb. 6 sind der Molekülpeak (570) und charakteristische Fragmente für Dihydrodigoxigenin-HFB sowie die jeweils um 2 Masseneinheiten niedrigeren Signale des Digoxigenin-HFB (Molekülpeak 568) hervorgehoben.

Das Massenspektrometer, das meistens zur Strukturaufklärung organischer Verbindungen eingesetzt wird, kann auch als Detektor in der GC/MS-Kopplung benutzt werden, da die Höhe der Peaks von der Substanzmenge abhängig ist. Nach Eichung auf ein charakteristisches Signal lassen sich sehr spezifische und empfindliche Bestimmungen von Metaboliten durchführen. So konnten z. B. BODEM und v. UNRUH (1978) Dihydrodigitoxin in Plasmaproben von Patienten, die mit Digitoxin digitalisiert waren, quantitativ messen.

Während die GC schon zu den klassischen Analysenverfahren zählt, ist die *HPLC* dabei, sich stürmisch zu entwickeln. Für Herzglykoside wurden erst 1975 von CASTLE Trennungen und quantitative Bestimmungen im sub-μg-Bereich beschrieben. In Abb. 7 ist das Chromatogramm eines Gemisches von Digoxin und seinen Spaltprodukten angegeben. Es wurden jeweils 10 nMol in 75 μl Äthanol injiziert und mit einem UV-Detektor bei 220 nm registriert. Da im Gegensatz zur GC hier keine Derivatisierung erforderlich ist und native Substanzen direkt analysiert werden können, eignet sich die HPLC vorzüglich zum Metabolitenstudium. Für Herzglykoside, bei denen die Nachweisgrenze ca. 10 ng beträgt und quantitative Bestimmungen bis 100 ng möglich sind (LINDNER und FREI, 1976), reicht die Empfindlichkeit höchstens für Urinuntersuchungen nach Anreicherung durch Extraktion aus.

In den Kontroll-Laboratorien hat sich die HPLC bereits als elegantes und rasches Analysenverfahren zur Gehalts- und Reinheitsbestimmung von Glykosid-Präparaten durchgesetzt. Daß die Entwicklung der HPLC-Detektoren für den ng-Bereich weitere Fortschritte macht, zeigt eine jüngere Publikation von GFELLER et al. (1977). Anstelle der

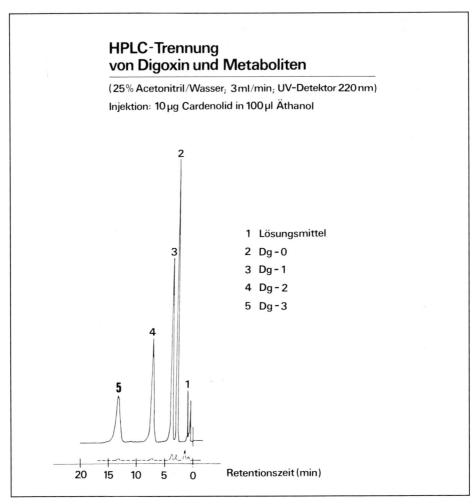

**HPLC-Trennung
von Digoxin und Metaboliten**

(25% Acetonitril/Wasser; 3ml/min; UV-Detektor 220nm)

Injektion: 10 µg Cardenolid in 100 µl Äthanol

1 Lösungsmittel

2 Dg-0

3 Dg-1

4 Dg-2

5 Dg-3

Retentionszeit (min)

20   15   10   5   0

Abbildung 7: Hochdruckflüssig-chromatographische Trennung von Digoxin (Dg-3), Digoxigenin-bisdigitoxosid (Dg-2), Digoxigenin-monodigitoxosid (Dg-1) und Digoxigenin (Dg-O) nach CASTLE et al., 1975.

relativ unempfindlichen UV-Detektion beschreiben die Autoren eine „post column derivatization", d. h. nach Verlassen der HPLC-Säule werden die Glykoside in einen Analyzer eingespeist und mit konz. HCl umgesetzt. Die so gebildeten fluoreszierenden Reaktionsprodukte können im Fluorimeter bis 0,5 ng Glykosid pro Injektion bei einem Signal/Rauschen-Verhältnis von 4:1 noch gemessen werden. Diese Anordnung dürfte das z.Z. empfindlichste System zur direkten bzw. nichtradioaktiven Glykosidbestimmung darstellen.

4. Tracertechnik

Von einem spezifisch hochmarkierten Digoxin-[3]H z. B. sind Mengen bis 1 pg im Szintillationszähler nachweisbar. Mit dieser hohen Empfindlichkeit ist gerade bei Herzglykosiden die Tracertechnik für den Pharmakokinetiker ideal. Da die Radioaktivitätsmessung nicht durch Verunreinigungen oder Begleitstoffe gestört wird, ist eine Reinigung oder

Anreicherung — wie sie bei den meisten physikalisch-chemischen Verfahren notwendig ist — nicht erforderlich. Ein dritter Vorteil liegt in der Unspezifität der Messung: Die eingesetzte radioaktiv markierte Verbindung sowie alle aus ihr durch Metabolismus oder durch chemische, radiochemische und biologische Zersetzung gebildeten Spezies werden integral erfaßt. Die applizierte Radioaktivitätsmenge kann also keinesfalls verlorengehen, was insbesondere bei Ausscheidungsversuchen zur Erstellung der Bilanz wichtig ist. Die integrale Messung birgt allerdings die Gefahr, Radioaktivität jederzeit in Substanz-Konzentration umzurechnen. Diese beiden Begriffe müssen natürlich so lange getrennt geführt werden, bis alle Träger der Aktivität zugeordnet sind.

Ergebnisse von Tracer-Versuchen sind nur dann verwertbar, wenn folgende Voraussetzungen erfüllt sind:

— Die an den Markierungsstellen positionierten radioaktiven Atome müssen chemisch und biologisch stabil sein
— Die markierten Moleküle dürfen vom Organismus nicht als solche erkannt werden
— Das zur Markierung verwendete radioaktive Isotop darf den Organismus nicht schädigen

Der Pharmakokinetiker sieht sich heute bezüglich der Tracertechnik zwischen konträren Erfordernissen: Einerseits besteht die Forderung nach tieferer Kenntnis bekannter sowie neu entwickelter Glykoside, die z. T. nur über den Einsatz radioaktiver Isotope zugänglich ist; andererseits sehen die Maßnahmen des Strahlen- und Umweltschutzes Einschränkungen dieser Technik vor. Dies macht die Forderung nach erhöhter Kritik bei der Anwendung radioaktiv markierter Pharmaka deutlich. Eine sinnvolle Auswahl und Kombination von Isotopentechnik und anderen analytischen Verfahren sollte daher in Zukunft wegweisend sein. Einschließlich der Probleme, die ohne den Einsatz radioaktiver Tracer überhaupt nicht lösbar sind, wird ein gezielter Einsatz der Isotopentechnik insbesondere bei orientierenden Tierexperimenten im Rahmen der Pharma-Entwicklung durch ökonomische Überlegungen unterstützt.

4.1. Herstellung radioaktiv markierter Substanzen

Bei Durchsicht der Herstellungsverfahren stößt man bei ^{14}C-markiertem Digitoxin zuerst auf einen pharmakokinetischen Klassiker. Es ist das erste markierte Arzneimittel überhaupt, das kinetisch untersucht wurde (GEILING, 1950). Kurz nach der Entdeckung des Radiokohlenstoffs stellten GEILING et al. (1948) und OKITA et al (1954) biosynthetisch Digitoxin-^{14}C her, indem sie Digitalis purpurea L.-Pflanzen in einer mit $^{14}CO_2$ angereicherten Atmosphäre züchteten. Nach einer Wachstumsdauer von 4—6 Wochen konnte aus den geernteten Pflanzen Digitoxin-[U-^{14}C] mit einer spez. Radioaktivität von 0.26 bis 0.54 µCi pro mg isoliert werden.

Das biologische Markierungsverfahren hat für Herzglykoside im wesentlichen nur noch eine historische Bedeutung. Da es sehr zeitaufwendig ist und nur Präparate mit niedriger spez. Aktivität zugänglich sind, die für pharmakokinetische Untersuchungen meistens zu gering ist, wird es heute kaum noch angewandt. Es ist aber nach wie vor das einzige Verfahren, um ^{14}C-markierte Glykoside herzustellen.

Nach WILZBACH (1957) läßt sich generell jede organische Verbindung mit Tritium markieren. Digitoxin z. B. wird in fester Form mit trägerfreiem Tritiumgas inkubiert. Induziert durch die Strahlungsenergie, erfolgt hierbei ein direkter Wasserstoff/Tritium-Austausch. Die Radioaktivität wird randomisiert — meistens ungleichmäßig — auf verschiedene Positionen verteilt. Es ist die Bezeichnung „G" (generally labeled) vorgesehen. Bei Glykosiden läßt sich nachweisen, daß im Zuckerteil prozentual mehr Radioaktivität pro Wasserstoffatom enthalten ist als im Steroidgerüst. Dies ist bei Stoffwechseluntersuchungen unbedingt zu beachten.

Ein wesentlicher Nachteil des WILZBACH-Verfahrens ist die Bildung von markierten Nebenprodukten, die unter der hohen Strahlenbelastung gebildet werden. Besonders problematisch bei Cardenoliden ist die als Nebenreaktion ablaufende Hydrierung des $\alpha.\beta$-ungesättigten Lactonringes, die zu fast trägerfreien, d. h. spezifisch sehr hoch markierten Verunreinigungen führt. Nach RABITZSCH (1969) können dabei, besonders wenn das Glykosid zur Markierung auf Kieselgel aufgezogen wird, bis zu 55% hydrierte Verunreinigungen entstehen. Dieser Kenntnis zufolge muß man alle pharmakokinetischen Befunde mit WILZBACH-markierten Cardenoliden äußerst kritisch werten, die nicht auf hydrierte Verunreinigungen überprüft wurden.

Beim Markierungsverfahren nach HABERLAND und MAERTEN (1969, 1971) werden Wasserstoffatome des Butenolidringes gegen Tritium ausgetauscht. Die Reaktion erfolgt in aprotischen Lösungsmitteln mit Tritiumwasser unter basischer Katalyse und führt zu selektiv markierten [21.22-³H]-Cardenoliden (Abb. 8). Das Verfahren läßt sich auf alle Butenolide anwenden, es ist apparativ leicht durchführbar und kostengünstig. Die Radioaktivitätsausbeute liegt zwischen 1% und 5%, die spez. Aktivität in der Größenordnung Ci/

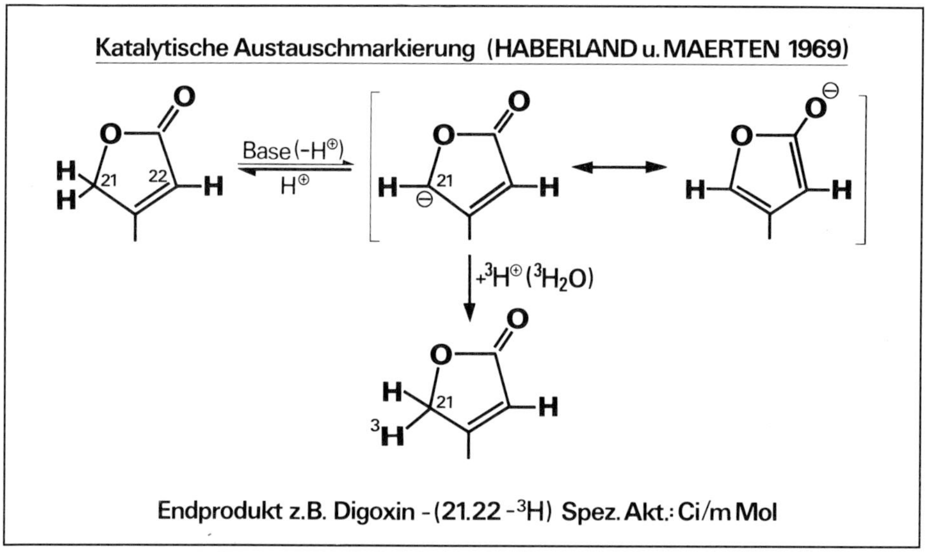

Abbildung 8: Tritium-Markierung von Cardenoliden durch katalytischen Austausch mit Tritium-Wasser (HABERLAND und MAERTEN, 1969)

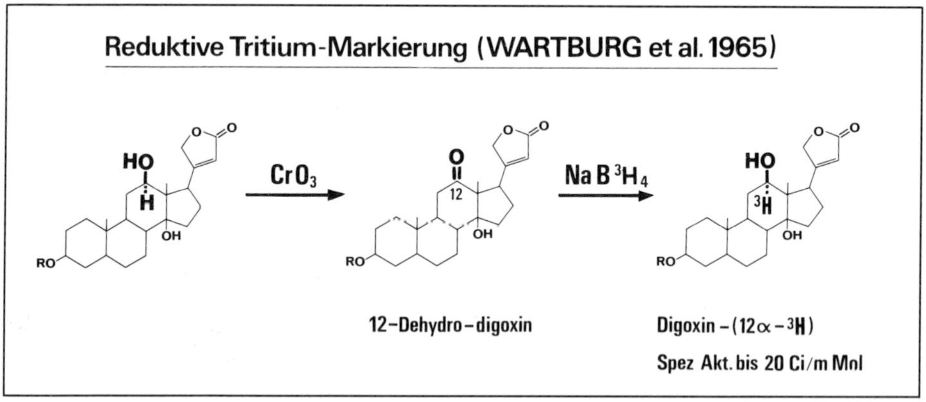

Abbildung 9: Tritium-Markierung durch Reduktion mit NaB³H₄ am Beispiel von Digoxin (WARTBURG et al., 1965)

mMol ist für kinetische Untersuchungen ausreichend hoch. Gegenüber der Wilzbach-Markierung entstehen hier keine hydrierten Verunreinigungen und nur wenig Zersetzungsprodukte.

Wartburg et al. beschrieben 1965 ein synthetisches Tritierungsverfahren: Acetyldigoxin wird in einem vorbereitenden Reaktionsschritt mit Chromtrioxid zu 12-Dehydro-acetyldigoxin oxidiert (Abb. 9). Die anschließende Reduktion der Carbonylgruppe mit NaB^3H_4 verläuft stereospezifisch und führt unter Abspaltung des Acetyl-Restes zu Digoxin-[12α-^{3}H].

Dieses Verfahren liefert ebenfalls Markierungen mit hoher spez. Radioaktivität an einer spezifischen Position. Es werden kaum Verunreinigungen gebildet. Allerdings ist die Reaktion nur auf Herzglykoside beschränkt, die entweder eine Carbonylgruppe besitzen oder bei denen eine Carbonylgruppe oxidativ gebildet und anschließend stereoselektiv reduziert werden kann.

4.2. Stabilität markierter Glykoside

Bei den geplanten Untersuchungen muß das radioaktive Isotop an seiner Position verbleiben, die Markierung muß chemisch und biologisch stabil sein. Um die bei allen Steroiden problematische Auto-Radiolyse während der Lagerung zu minimieren, werden folgende Empfehlungen gegeben:

a) Herabsetzen der molaren spezifischen Radioaktivität des Glykosids
b) Dispergieren der Verbindung in einem geeigneten Lösungsmittel (1 mCi/ml), vorzugsweise Benzol/Alkohol (9:1); Methylenchlorid und wäßrige Lösungsmittel sollten auf jeden Fall vermieden werden, da sie unter Bestrahlung freie Radikale bilden können
c) Zugabe von Radikal-Fängern
d) Lagerung bei möglichst tiefer Temperatur, ohne vorhandene Lösungsmittel auszufrieren.

Insbesondere bei pharmakokinetischen Untersuchungen mit tritierten Herzglykosiden muß die biologische Stabilität der Markierung überprüft werden. Von den bekannten Verfahren zum Nachweis von stoffwechsellabilem Tritium (Evans, 1966) ist die Bestimmung von „flüchtiger" Radioaktivität in Urin- oder Plasmaproben zu empfehlen. Die Wasser-Isolierung sollte dabei entweder durch Gefriertrocknung oder durch Vakuumdestillation bei nicht erhöhter Temperatur erfolgen.

4.3. Reinheitskontrolle und Metabolitenuntersuchung

Zur Analyse radioaktiv markierter Glykosid-Gemische eignen sich in erster Linie Papier- und Dünnschichtchromatographie. Beispiele für geeignete Chromatographie-Systeme werden von folgenden Autoren angegeben: Carvalhas und Figueira, 1973; Kaiser, 1966; Kartwig und Kobosil, 1977; Nover et al., 1969; Storstein, 1976; Zelnik et al., 1964). Das gebräuchlichste Verfahren zur Auswertung der Chromatogramme ist das „radio TLC scanning" (Übersichten bei: Catch, 1968; Figge et al., 1970; Rabitzsch, 1968; Sheppard, 1972). Das Scanner-Diagramm kann bei ^{14}C-markierten Glykosiden direkt quantitativ ausgewertet werden (Zählausbeute bis 30%), bei ^{3}H-markierten Verbindungen (Zählausbeute bis 3%) werden im Allgemeinen Substanzen mit höheren R_f-Werten durch Bestimmung der Peakfläche überschätzt. Hier empfiehlt es sich, die radioaktiven Zonen des Chromatogramms direkt zu isolieren und sie nach Aufarbeitung in Gel-Form im Szintillationszähler zu messen.

Ein äußerst leistungsfähiges Verfahren zur Reinheitsbestimmung und auch zur Metabolitenuntersuchung ist die Radio-HPLC (Hodenberg et al., 1977). Von den chemischen Verfahren zur Identifizierung einer radioaktiven Verbindung in einem Substanzgemisch sei die Isotopen-Verdünnungsanalyse als „reverse dilution analysis" erwähnt (EVANS, 1966).

4.4. Klinische Untersuchungen mit markierten Glykosiden

In der Bundesrepublik Deutschland sind die Auflagen des Gesetzgebers in der Strahlenschutzverordnung vom 31. 10. 1976 dokumentiert. Die „Anwendung radioaktiver Stoffe in der medizinischen Forschung" ist in Paragraph 41, Klinische Prüfungen mit radioaktiv markierten Arzneimitteln in Paragraph 83 festgelegt.

Nach HINE und BROWNELL (1956) oder der Veröffentlichung der ICRP (International Commission on Radiological Protection, 1959) kann die Strahlenbelastung D_β bei Tracerversuchen kalkuliert werden:

$$D_{\beta(\infty)} = 73,8 \cdot \overline{E}_\beta \cdot \Sigma C_i \cdot T_e; \quad T_e = \frac{T_p \cdot T_b}{T_p + T_b}$$

$\overline{E}_\beta$ ist die mittlere Energie der β-Strahlung in MeV, C_i die initiale Konzentration der Komponente i (μCi/g). Die effektive Halbwertzeit T_e ergibt sich aus physikalischer (T_p) und biologischer Halbwertzeit (T_b).

Von MILLER (1971) werden Rechenbeispiele für einige Pharmaka angegeben. Für eine Untersuchung mit 100 μCi Digoxin-^{3}H an einem 70 kg schweren Probanden errechnet sich z. B. als Körperdosis eine Strahlenbelastung von ca. 1 mrad. Mit Hilfe der pharmakokinetischen Daten lassen sich in ähnlicher Form Belastungen für einzelne Organe berechnen (WANG und ROBBINS, 1956).

5. Immunologische Verfahren

Strahlenschutzüberlegungen erfordern kritische Prüfung, ob es bei Humanversuchen für den direkten Einsatz radioaktiv markierter Herzglykoside Alternativen gibt. Radioimmunoassays (RIA) sind im ng-Bereich ausreichend empfindlich, wenn sie auch gegenüber Störungen anfälliger und nicht so exakt wie Tracerversuche sind. Letzteres kann aber im Rahmen der biologischen Streuungen bei vielen Untersuchungen (wie z. B. Resorptionsstudien) toleriert werden.

Zur Überwachung von Plasma-Glykosidspiegeln bei Patienten werden RIA's seit mehreren Jahren im Routinebetrieb mit Erfolg angewandt (BOINK et al., 1977; BORNER und RIETBROCK, 1978; KRAMER et al., 1975; LARBIG et al., 1972).

Mit den auf dem Markt angebotenen Test-Kits erhält man meist gut reproduzierbare Ergebnisse mit einer Nachweisgrenze bis ca. 0.1 ng/ml. Zur Methodik und zur vergleichenden Prüfung verschiedener Kits wird stellvertretend auf folgende Literaturzitate verwiesen: BARBIERI und GANDOLFI, 1977; BERGDAHL et al., 1979; BÖTTGER und PABST, 1979; MÜLLER et al., 1976.

Da mit RIA's nicht die biologische Wirkung der Herzglykoside, sondern ihre immunologische Eigenschaft bestimmt wird, sind die gemessenen Glykosidkonzentrationen von der Qualität des Antikörpers abhängig. Daher eignen sich diese Verfahren nicht, in ihrer biologischen Wirkung andersartige Metaboliten entsprechend zu erfassen.

Das von ENGVALL und PERLMANN (1971) sowie von SCHUURS und v. WEEMEN (1979) entwickelte Verfahren zum Ersatz des radioaktiv markierten Antigens durch eine Enzymmarkierung erfreut sich auch bei Herzglykosiden neuerdings insbesondere aus meßtechnischen Gründen und aus der Sicht des Strahlenschutzes wachsender Sympathie. Die seit einigen Jahren auf dem Markt angebotenen EIA-Kits hatten anfangs noch Stabilitäts-Probleme, werden aber künftig eine sinnvolle Ergänzung und Alternative des Radio-Assays darstellen (BORNER und RIETBROCK, 1978; OELLERICH et al., 1978; ROSENTHAL et al., 1976; SUN und SPIEHLER, 1976; BELZ, 1979).

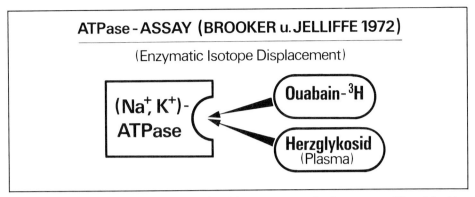

Abbildung 10: Schematische Darstellung des ATPase-Assay zur Bestimmung von Herzglykosiden im Plasma

6. ATPase-Assay

Stehen für die zu untersuchenden Herzglykoside keine Antikörper zur Verfügung, kann man den schon seit längerem bekannten ATPase-Assay oder den Rb-Assay einsetzen. Die als Rezeptor für Herzglykoside diskutierte (Na+,K+)-stimulierbare Membran-ATPase bindet Glykoside mit hoher Affinität (neuere Übersichten bei: AKERA, 1977; ERDMANN und SCHONER, 1974; LÜLLMANN et al., 1979; SCHWARTZ, 1976). BROOKER und JELLIFFE (1972) haben aufgrund dieser Eigenschaft in Analogie zum RIA einen Rezeptorassay entwickelt. Wie in Abb. 10 symbolisiert, konkurrieren ^{3}H-markiertes Ouabain und das zu bestimmende Glykosid um die Bindungsstellen der ATPase. Wie bei allen kompetitiven Bindungsassays wird um so weniger Radioaktivität gebunden, je höher die Glykosidkonzentration der Plasmaproben ist.

Die technische Ausführung der ATPase-Assays verläuft ähnlich wie beim RIA, mit dem Unterschied, daß hier eine Methylenchlorid-Extraktion der zu bestimmenden Plasmaprobe erforderlich ist und die minimal erfaßbare Glykosid-Konzentration nur bei ca. 1 ng/ml liegt. Deshalb hat sich das ATPase-Verfahren im Routinebetrieb gegenüber den RIA's nicht durchgesetzt.

Aufgrund der Na+,K+ATPase-Hemmung durch Herzglykoside kann die damit beeinflußte Hydrolyse von ATP zu ADP und anorganischem Phosphat als Maßstab für die Glykosidkonzentration im Inkubationsmedium dienen. Bei den nach diesem Prinzip entwickelten Methoden ist ebenfalls eine Extraktion des Glykosids aus dem Patientenserum erforderlich (BURNETT und CONKLIN, 1971).

7. ^{86}Rb-Assay

Entsprechend der Hemmwirkung auf den aktiven Na+- und K+-Transport der Zellmembran wird auch die Kalium-Aufnahme des Erythrocyten durch Herzglykoside gehemmt (SCHATZMANN, 1953). LOVE und BURCH (1963) konnten zeigen, daß sich Rubidium analog zu Kalium verhält. Unter Verwendung von ^{86}Rb, das wegen seiner längeren Halbwertzeit leichter zu handhaben ist als die bekannten Kaliumisotope, entwickelte LOWENSTEIN (1965) einen Assay zur Bestimmung von Herzglykosiden (Abb. 11). Das aus 10 ml Patientenserum mit Methylenchlorid extrahierte Herzglykosid wird mit gewaschenen Erythrocyten und ^{86}RbCl inkubiert. Aus der Radioaktivität der mit Pufferlösung behandelten Erythrocyten kann die Glykosid-Konzentration berechnet werden. Der ^{86}Rb-Assay erfaßt ebenfalls die biologische Wirkung der Herzglykoside, d. h. es werden bei Stoffwechseluntersuchungen das applizierte Glykosid sowie alle Metaboliten entsprechend

^{86}Rb-Assay für Herzglykoside

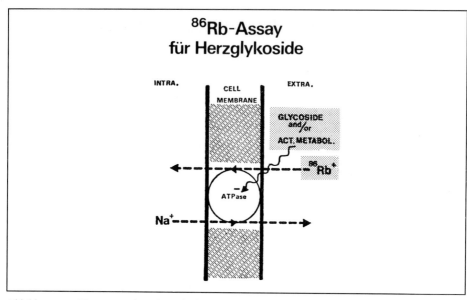

Abbildung 11: Hemmung der Rb-Aufnahme in Erythrocyten durch Herzglykoside. Schematische Darstellung der Zellmembran.

Design für pharmakokinetische Untersuchungen mit einem Herzglykosid

I. TIEREXPERIMENT

zeitliche Konzentrationsänderung

- Blutspiegel
- Elimination
- Gewebsverteilung

II. TIEREXPERIMENT

Metabolismus

- unpolare/polare Metaboliten
- Berechnung kin. Daten

III. KLIN. PHARMAKOKINETIK

Entwicklung „kalter" Analysenmethoden

- ATPase, Rb-Assay, RIA, EIA
- GC/MS, HPLC

Abbildung 12: Beispiel für einen Stufenplan zur pharmakokinetischen Untersuchung mit einem Herzglykosid

ihrer biologischen Aktivität bestimmt. Als Beispiele für klinische Anwendungen werden Arbeiten von GJERDRUM (1970) und BELZ und ERBEL (1979) zitiert.

8. Auswahlkriterien für pharmakokinetische Untersuchungen

Kinetische Untersuchungen werden entweder zur Vertiefung der Kenntnisse über ein Herzglykosid oder im Zusammenhang mit der Entwicklung eines Arzneimittels durchgeführt. Im letzteren Fall müssen sie den Auflagen des Gesetzgebers für Neuzulassungen entsprechen. Abb. 12 zeigt einen verkürzten Stufenplan für eine kinetische Studie. In den Punkten I und II sollten zunächst die grundlegenden Parameter im Tierexperiment bestimmt werden. Diese Untersuchungen, insbesondere die Biotransformation, sind mit vertretbarem Aufwand nur mit der Isotopentechnik möglich. Das Glykosid wird nach einem der genannten Verfahren markiert. Die Bestimmung der Radioaktivitäts-Konzentration im Blut, in den Ausscheidungskompartimenten und in Geweben bietet meßtechnisch keine Probleme.

Die Radioaktivität von Gewebs- oder Faeces-Proben kann nach Verbrennung in einem „sample oxidizer" in Form von ^3H_2O oder $^{14}CO_2$ bestimmt werden (DOBBS, 1963; KUHLMANN et al., 1979; WEGNER und WINKELMANN, 1970). Bei Auflösung von Gewebe in Detergentien (MARZO et al., 1969) oder Säuren (MAHIN und LOFBERG, 1966) ist auf eine genügend lange Abklingzeit von Chemoluminiszenz- und Phosphoreszenz-Effekten zu achten.

Zur Metabolitenuntersuchung in biologischen Proben empfiehlt es sich, zunächst zwischen polaren und unpolaren Anteilen zu differenzieren (VÖHRINGER und RIETBROCK, 1974). Die unpolaren, chloroformextrahierbaren Fraktionen können direkt radiochromatographisch analysiert werden. Zur Trennung von polaren Metaboliten wird von BENTHE (1978) Ionenaustauscher- bzw. Gel-Chromatographie empfohlen. Gewebsproben lassen sich nach Zentrifugation und Extraktion von Homogenaten für die Radiochromatographie vorbereiten (FLASCH und HEINZ, 1976; MARZO et al., 1969; KUHLMANN, 1979). Zur Analyse von hydrierten Metaboliten der Butenolid-Reihe wird auf Arbeiten von GAULT et al. (1979) und PETERS und KALMAN (1978) verwiesen.

Anhand der Metaboliten-Anteile können Radioaktivitäts-Konzentrationen in Glykosid-Konzentrationen umgerechnet und die kinetischen Parameter der Ausgangs-Verbindung sowie ihrer Metaboliten angegeben werden.

Zur Aufklärung der Biotransformation am Menschen ist der Einsatz markierter Substanzen in den meisten Fällen unumgänglich. Nach Identifizierung der Metaboliten sollten die Erkenntnisse aus den Tracerversuchen dazu dienen, ein nicht radioaktives Bestimmungsverfahren zu entwickeln, das auf breiter klinischer Basis einsetzbar ist.

Literatur

AKERA, T.: Membrane Adenosinetriphosphatase: A Digitalis Receptor? Science 198, 569 (1977)

BARBIERI, U. GANDOLFI, C.: Digoxin Radioimmunoassay: A Comparison of the Assay Performances Using Tritiated and ^{125}J-Radioiodinated Tracers. Clin. Chim. Acta 77, 257 (1977)

BELZ, G. G., BELZ, G.: Bestimmung der Digitoxin-Serumkonzentration mit einem Solid-Phase Enzymimmunoassay. Med. Klin. 74, 620 (1979)

BELZ, G. G., ERBEL, R.: Na+,K+-ATPase-Assay und ^{86}Rb-Erythrocyten-Assay zum Nachweis von Digitoxin. In: Digitoxin (K. Greeff, N. Rietbrock, eds.) pp. 13—20, Schattauer-Verlag, Stuttgart 1979

BENTHE, H. F.: Occurfence and Chemical Nature of Polar Water-Soluble Digoxin Metabolites. In: Cardiac Glycosides (G. Bodem, H. J. Dengler, eds.) pp 52—60, Berlin, Heidelberg, New York: Springer 1978

BERGDAHL, B., KOLIN, L., LINDWALL, L., DAHLSTROM, G., SCHERLING, A., BERTLER, A.: Four Kits for Plasma Digoxin Radioimmunoassay Compared. Clin. Chem. *25*, 305 (1979)

BODEM, G., V. UNRUH, E.: Dihydrodigitoxin, a Metabolite of Digitoxin in Humans. In: Cardiac Glycosides (G. Bodem, H. J. Dengler, eds.) pp. 74—84. Berlin, Heidelberg, New York: Springer 1978

BOINK, A. B. T. J., KRUYSWIJK, H. H., WILLEBRANDS, A. F., MAAS, A. H. J.: Some Factors Affecting a Commercial Kit for Radioimmunoassay of Digoxin Using Tritiated Digoxin. J. Clin. Chem. Clin. Biochem. *15*, 261 (1977)

BORNER, K., RIETBROCK, N.: Bestimmung von Digoxin im Serum. Vergleich von Radioimmunoassay und heterogenem Enzymimmunoassay. J. Clin. Chem. Clin. Biochem. *16*, 335 (1978)

BÖTTGER, J., PABST, H. W.: Die radioimmunologische Bestimmung von Digoxin und Digitoxin. Therapiewoche *29*, 2589 (1979)

BROOKER, G., JELLIFFE, R. W.: Serum Cardiac Glycoside Assay Based upon Displacement of ^{3}H-Ouabain from Na-K-ATPase. Circulation *45*, 20 (1972)

BURNETT, G. H., CONKLIN, R. L.: The Enzymatic Assay of Plasma Digoxin. J. Lab. Clin. Med. *78*, 779 (1971)

CARVALHAS, M. L., FIGUEIRA, M. A.: Comparative Study of Thin-Layer Chromatographic Techniques for Separation of Digoxin, Digitoxin and their Metabolites. J. Chromatogr. *86*, 254—260 (1973)

CATCH, J. R.: Purity and Analysis of Labelled Compounds. Review 8; The Radiochemical Centre Amersham, England 1968

CASTLE, M. C.: Isolation and Quantitation of Picomole Quantities of Digoxin, Digitoxin and their Metabolites by High-Pressure Liquid Chromatography. J. Chromatogr. *115*, 437 (1975)

DOBBS, H. E.: Oxygen Flask Method for the Assay of Tritium, Carbon-14 and Sulfur-35 labeled Compounds. Anal. Chem. *35*, 783—786 (1963)

ENGVALL, E., PERLMANN, P.: Enzyme Linked Immunosorbent Assay (ELISA). Quantitative Assay of Immunoglobulin G. Immunochemistry *8*, 871 (1971)

ERDMANN, E., SCHONER, W.: Eigenschaften des Rezeptors für Herzglykoside. Klin. Wschr. *52*, 705 (1974)

EVANS, E. A.: Tritium and its Compunds; pp 306—379, Butterworths. London (1966)

FIGGE, K., PIATER, H., OSSENBRÜGGEN, H.: Radio-Schichtchromatographie schwacher β-Strahler. GIT-Fachz. Lab. *14*, 900—910 (Teil I), 1013—1026 (Teil II) (1970)

FLASCH, H., HEINZ, N.: Konzentration von Herzglykosiden im Myocard und im Gehirn. Arzneim.-Forsch. (Drug Res.) *26*, 1213—1216 (1976)

GAULT, M. H., SUGDEN, D., MALONEY, C. AHMED, M., TWEEDDALE, M.: Biotransformation and Elimination of Digoxin with Normal and Minimal Renal Function. Clin. Pharmacol. Ther. *25*, 499—513 (1979)

GEILING, E. M. K.: Biosynthesis of Radioactive Medicinally Important Drugs with Special Reference to Digitoxin. Trans. Ass. Amer. Physicians *63*, 191—195 (1950)

GEILING, E. M. K., KELSEY, F. E., McINTOSH, B. J., GANZ, A.: Biosynthesis of Radioactive Drugs Using Carbon-14. Science *108*, 558—559 (1948)

GFELLER, J. C., FREY, G., FREI, R. W.: Post-Column Derivatization in High-Performance Liquid Chromatography Using the Air Segmentation Principle: Application to Digitalis Glycosides. J. Chromatogr. *142*, 271 (1977)

GJERDRUM, K.: Determination of Digitalis in Blood. Acta med. scand. *187*, 371 (1970)

HABERLAND, G., MAERTEN, G.: Spezifischer Deuterium- und Tritium-Austausch in Cardenoliden und Cardenolidglykosiden. Naturwissenschaften *56*, 516 (1969)

HABERLAND, G., MAERTEN, G.: Verfahren zur Herstellung von durch Deuterium oder Tritium substituierten Cardenoliden und Cardenolidglykosiden. DOS 1 959 064 (1971)

HINE, G. J., BROWNELL, G. L.: Radiation Dosimetry. Academic Press, New York (1956)

HODENBERG, A. V., KLEMSCH, W., VOLLMER, K.-O.: Metabolismus und Pharmakokinetik von Piprozolin bei Ratte, Hund und Mensch. Arzneim.-Forsch. (Drug Res.) *27*, 508—511 (1977)

ICRP Publication 2: Report of Committee II on Permissable Dose for Internal Radiation. Publication of the International Commission on Radiological Protection. Pergamon Press, Oxford (1959)

JELLIFFE, R. W.: An Ultramicro Fluorescent Spray Reagent for Detection and Quantification of Cardiotonic Steroids on Thin Layer Chromatograms. J. Chromatog. 27, 172 (1967)

JELLIFFE, R. W., BLANKENHORN, D. H.: Gaschromatography of Digitoxigenin and Digoxigenin. J. Chromatog. 12, 268 (1963)

KARTNIG, T., KOBOSIL, P.: Zur Trennung der Digitalis-Cardenolide mit Hilfe der Hochleistungs-Dünnschichtchromatographie. J. Chromatog. 138, 238—242 (1977)

KAISER, F.: Chromatographische Analyse der herzwirksamen Glykoside von Digitalis-Arten. Arch. Pharmaz. 299, 263—274 (1966)

KRAMER, P., SAUL, J., KÖTHE, E., SCHELER, F.: Vereinfachte Schnellbestimmung von Plasma-Digoxin. Methodik und klinische Erfahrungen. Klin. Wschr. 53, 215 (1975)

KRAUS, K., MUTSCHLER, E., ROCHELMEYER, H.: Zur Analytik und Wertbestimmung von Extrakten aus Bulbus Scillae. Arzneim.-Forsch. 19, 322 (1969)

KUHLMANN, J., RIETBROCK, N., SCHNIEDERS, B.: Tissue Distribution and Elimination of Digoxin and Methyldigoxin after Single and Multiple Doses in Dogs. J. Cardiovasc. Pharmacol. 1, 219—234 (1979)

LARBIG, D., KOCHSIEK, K., SCHRADER, C.: Klinische Aspekte der radioimmunchemischen Bestimmung der Serum-Digoxinkonzentration. Dtsch. med. Wschr. 97, 139 (1972)

LINDNER, W., FREI, R. W.: Partition High-Pressure Liquid-Chromatography System for the Separation of Digitalis Glycosides of the Cardenolide Group. J. Chromatog. 117, 81 (1976)

LOVE, W. D., BURCH, G. E.: A Comparison of Potassium, Rubidium and Caesium as Tracers of Potassium in the Study of Cation Metabolism of Human Erythrocytes in vitro. J. Lab. Clin. Med. 41, 351 (1963)

LOWENSTEIN, J. M.: A Method for Measurement of Plasma Levels of Digitalis Glycosides. Circulation 31, 228 (1965)

LÜLLMANN, H., PETERS, T., ZIEGLER, A.: Kinetic Events Determining the Effects of Cardiac Glycosides. TIPS 1979, 102 (1979)

MAHIN, D. T., LOFBERG, R. T.: A simplified Method of Sample Preparation for Determination of Tritium, Carbon-14, or Sulfur-35 in Blood or Tissue by Liquid Scintillation Counting. Anal. Biochem. 16, 500—509 (1966)

MARZO, A., SARDINI, D., MERLO, L., MARCHETTI, G.: Quantitative Determination of Tritium-Labelled Ouabain in Organs and Biological Fluids by the Liquid Scintillation Technique. Biochim. Biol. Sper. 8, 263—271 (1969)

MILLER, J. P.: Health Hazards of Radioactive Pharmaceuticals. In: Radionuclides in Pharmacology, Vol. II, pp 883—908. Ed. by Y. Cohen. Pergamon Press, Oxford (1971)

MÜLLER, H., BRÄUER, H., REINHARDT, M., FORSTER, G.: Serumdigoxin-Bestimmung mit EIA und RIA. Ärztl. Lab. 22, 399 (1976)

MÜLLER, H., GRAUL, E. H., BRÄUER, H.: Different Results Produced by Five Radioimmunoassays for Determination of Digitalis in Serum. Europ. J. clin. Pharmacol. 10, 227 (1976)

NOVER, L., JÜTTNER, G., NOACK, S., BAUMGARTEN, G., LUCKNER, M.: Über die Beziehung zwischen chemischer Struktur und chromatographischem Verhalten bei Herzglykosiden. V. Mitteilung. Dünnschichtchromatographische Untersuchungen an Herzglykosiden und ihren Geninen. J. Chromatog. 39, 419—449 (1969)

OELLERICH, M., HAINDL, H., HAECKEL, R.: Die Bestimmung von Digoxin im Serum mit Enzymimmunotests. Internist 19, 188 (1978)

OKITA, G. T., KELSEY, F. E., WALASZEK, E. J., GEILING, E. M. K.: Biosynthesis and Isolation of Carbon-14 labelled Digitoxin. J. Pharmacol. exp. Ther. 110, 244—250 (1954)

PETERS, U., KALMAN, S. M.: Dihydrierte Metaboliten des Digoxins: Klinische Bedeutung und Nachweisverfahren. Z. Kardiol. 67, 342—345 (1978)

PFORDTE, K., FÖRSTER, W.: Erfahrungen bei der quantitativen Bestimmung von Kardenoliden und ihren Metaboliten in biologischem Material. Zeitschr. f. med. Labortechn. *11*, 272 (1970)

PÖTTER, H., BÄRISCH, H.: Versuche zur dünnschichtchromatographischen Bestimmung der Digitalis-Glykoside. Pharmazie *27*, 315 (1972)

RABITZSCH, G.: Spezifische Tritierung von Herzglykosiden unter Wilzbach-Bedingungen. Naturwissenschaften *56*, 328 (1969)

RABITZSCH, G.: Untersuchungen zur quantitativen Radiodünnschichtchromatographie tritiummarkierter Verbindungen. J. Chromatog. *37*, 476—486 (1968)

RABITZSCH, G., TAMBOR, U.: Verfahren zur quantitativen Bestimmung der Herzglykoside und Genine vom Cardenolidtyp mit 2.4.2'.4'-Tetranitrodiphenyl. Pharmazie *24*, 262 (1969)

ROSENTHAL, A. F., VARGAS, M. G., KLASS, C. S.: Evaluation of Enzym-Multiplied Immunoassays Technique (EMIT) for Determination of Serum Digoxin. Clin. Chem. 22, 1899 (1976)

ROWSON, J. U.: Studies in the Genus Digitalis. Part I. The Colorimetric Estimation of Digitoxin and of Preparations of Digitalis Purpurea. J. Pharm. Pharmacol. *4*, 814 (1952)

SCHATZMANN, H. J.: Herzglykoside als Hemmstoffe für den aktiven Kalium- und Natriumtransport durch die Erythrocytenmembran. Helv. physiol. pharmacol. Acta *11*, 346 (1953)

SCHUURS, A., VAN WEEMEN, B.: Enzym-immunologische Bestimmungs-Verfahren. Diagnostik und Intensivtherapie *4*, 17 (1979)

SCHWARTZ, A.: Is the Cellmembrane Na^+,K^+-ATPase Enzyme System the Pharmacological Receptor for Digitalis? Circ. Res. *39*, 2 (1976)

SHEPPARD, G.: The Radiochromatography of Labelled Compounds. Review 14; The Radiochemical Centre Amersham, England 1972

STORSTEIN, L.: Studies on Digitalis IV. A Method for Thin-Layer Chromatographic Separation and Determination of Digitoxin and Cardioactive Metabolites in Human Blood and Urine. J. Chromatog. *117*, 87—96 (1976)

SUN, L., SPIEHLER, V.: Radioimmunoassay and Enzyme Immunoassay Compared for Determination of Digoxin. Clin. Chem. 22, 2029 (1976)

VÖHRINGER, H. F., RIETBROCK, N.: Metabolism and Excretion of Digitoxin in Man. Clin. Pharmacol. Ther. *16*, 796—806 (1974)

WANG, C. C., ROBBINS, L. L.: Biological and Medical Effects of Radiation. In: Radiation Dosimetry, pp 125—152. Ed. by G. J. Hine and G. L. Brownell, Academic Press, New York (1956)

WARTBURG, A. v., KALBERER, F., RUTSCHMANN, J.: Tritium-labelled Cardiac Glycosides: Digoxin-[12α-^{3}H]. Biochem. Pharmacol. *14*, 1883—1889 (1965)

WATSON, E., CLARK, D. R., KALMAN, S. M.: Identification by Gas Chromatography Mass Spectroscopy of Dihydrodigoxin — a Metabolite of Digoxin in Man. J. Pharmacol. exp. Ther. *184*, 424 (1973)

WATSON, E., KALMAN, S. M.: Assay of Digoxin in Plasma by Gaschromatography. J. Chromatog. *56*, 209 (1971)

WEGNER, L. A., WINKELMANN, H.: Die Verbrennung ^{14}C- oder ^{3}H-haltiger Proben als Vorstufe zur LS-Messung. Atompraxis *16*, 1—7 (1970)

WELLS, D., KATZUNG, B., MEYERS, F. H.: Spectrofluorometric Analysis of Cardiotonic Steroids, J. Pharm. Pharmacol. *13*, 389 (1961)

WILZBACH, K. E.: Tritium-Labeling by Exposure of Organic Compounds to Tritium Gas. J. Am. Chem. Soc. *79*, 1013 (1957)

ZELNIK, R., ZITI, L. M., GUIMARAES, C. V.: A Chromatographic Study of the Bufadienolides Isolated from the Venom of Parotid-Glands of Bufo Paracnemis Lutz. J. Chromatog. *15*, 9—14 (1964)

Diskussion [zum Vortrag Flasch]

Arndts:
Ich habe die Literatur verfolgt, mir ist aber keine Methode bekannt, wo mit GCMS quantitativ therapeutische Konzentrationen von Herzglykosiden bestimmt worden wären. Die Methode bleibt doch Spezialisten vorbehalten.

Kewitz:
Ich würde gerne die Gelegenheit nutzen, um zu fragen, welche Verfahren Sie anwenden, um in Leichenteilen Glykoside nachzuweisen.

Flasch:
Vor der radioimmunologischen Bestimmung ist eine Vorextraktion erforderlich und eine gründliche Reinigung der Extrakte.

Rietbrock:
Es ist zunächst der Nachweis zu führen, daß keine Fremdreaktionen in den Radio-Immuno-Assay eingehen. Eine Trennung der Glykoside ist heute mittels HPLC möglich. In den nach den jeweiligen Retentionszeiten gesammelten Eluaten wird das Glykosid radioimmunologisch bzw. mit der ^{86}Rb-Methodik bestimmt.

Kewitz:
Sie wissen nicht von vornherein, welches Glykosid angewendet worden ist, z. B. Digitoxin, Digoxin oder Strophanthin.

Rietbrock:
Führt das geschilderte Verfahren nicht zum Ziel, ist nach Anreicherung des Glykosids der Nachweis mittels GCMS möglich.

Arndts:
Herr Flasch, Sie haben nicht über jodmarkierte Radio-Immuno-Assays berichtet. Nach meiner Erfahrung sind die jodierten Radio-Immuno-Assays mit den Vorteilen einer einfachen Probenhandhabung und vor allen Dingen einer weitaus größeren Empfindlichkeit behaftet. Haben Sie schlechte Erfahrungen, weil Sie das Thema ausgeklammert haben?

Flasch:
Ich habe bewußt die immunologischen Verfahren ausgelassen. „Jodmarkiertes Digoxin" ist natürlich kein jodmarkiertes Digoxin, sondern ein markiertes Digoxin-Derivat. Insofern gehört es nicht in die Gruppe der mit radioaktiven Isotopen markierten Herzglykoside, die chemisch den gleichen Spezies angehören. Das jodmarkierte Digoxin ist für immunologische Verfahren einsetzbar. Die Meßzeiten sind sicher etwas kürzer, aber es sind mir nur wenige Publikationen bekannt, wonach das Jodverfahren von der Reproduzierbarkeit besser sein soll als das Tritium-Verfahren. Vielleicht kann Herr Borner etwas dazu sagen.

Borner:
Mich stört nur die Sache, daß die beiden Markierungen zu verschiedenen Ergebnissen führen. Ich hätte gerne einen Kommentar von Ihnen.

Flasch:
Es gibt sicher keinen Kommentar aufgrund eigener Untersuchungen. Das sind nur Vermutungen. In einem Fall finden Konkurrenzreaktionen tatsächlich zwischen gleichen chemischen Spezies statt, wie beim Tritium-Assay, im anderen Fall findet die Konkurrenzreaktion zwischen Digoxin und einem von der Struktur stark abweichenden Derivat statt.

Rietbrock:
Probleme ergeben sich auch bei der Gewinnung der Antikörper. Die Spezifität des Antikörpers für das zu bestimmende Glykosid oder andere Glykoside bzw. Metaboliten kann je nach Spezies (Kaninchen, Schaf, Ziege) variieren. Man sollte sich auf eine bestimmte Spezies einigen.

Kewitz:
Welcher ist nun der beste Antikörper, auf welchen sollen wir uns einigen?

Rietbrock:
Diese Frage kann ich nicht definitiv beantworten.

Alken:
Es gibt etliche RIAs auf dem Markt, die zum Teil unterschiedliche und zum Teil überhaupt keine Angaben über Kreuzreaktivitäten machen. Unterschiede müssen nicht unbedingt am Tracer liegen, die verschiedenen Mischungen von Antikörpern können ebenso verantwortlich sein.

Rietbrock:
Auch bei demselben Hersteller müssen die Kits bezüglich Kreuzreaktivität und Spezifität überprüft werden, insbesondere wenn der alte Antikörper durch einen neu produzierten abgelöst wird. Die Packungsbeilagen sind dann auf den neusten Stand zu bringen.

Vöhringer:

Herr Flasch, Sie haben gesagt, daß der Radio-Immuno-Assay bzw. Enzymimmuno-Assay völlig ausreichend ist für pharmakokinetische Untersuchungen. Ich bin da sehr skeptisch. Ich kenne keine wirklich guten pharmakokinetischen Untersuchungen, die ausschließlich nur mit enzymimmunologischen oder radioimmunologischen Methoden gemacht worden sind. Ich glaube nicht nur wegen der Empfindlichkeit, sondern insbesondere wegen der Spezifität der Methode. Beim Digitoxin ist es exemplarisch.

Flasch:

Natürlich gibt es pharmakokinetische Untersuchungen, denken Sie z. B. an die Ermittlung der Bioverfügbarkeit von Digoxin und Digitoxinpräparaten. Schon allein aus Gründen der Praktikabilität muß ein Assay hier zwangsläufig eingesetzt werden. Natürlich haben Sie recht, daß man bei der Analyse von neuen Glykosiden und deren Metabolismus um markierte Verbindungen nicht herumkommt.

Rietbrock:

Die HPLC-Methode ist für die Detektion von Reinsubstanzen geeignet. Für den Nachweis von Glykosiden in biologischem Material ergeben sich durch Verunreinigungen erhebliche Schwierigkeiten, die durch Überlagerung bei der UV-Detektion auftreten.

Borner:

Herr Flasch, glauben Sie, daß Sie mit der fluorometrischen Methode in klinisch relevante Bereiche kommen?

Flasch:

Daß die Entwicklung dahin geht, da bin ich eigentlich sicher. Die Entwicklungskosten dürften aber erheblich sein.

Alken:

Zur Diskussion der Interaktion Digoxin — Chinidin: Nach den vorliegenden Meinungen könnte die Interaktion mit Chinidin für Digoxin relativ spezifisch sein. Nachzutragen ist, daß auch das Aktionspotential durch Digoxin anders als durch die meisten anderen Herzglykoside beeinflußt wird (Ito et al., 1960). Auch der sogenannte Calcium-Digitalissynergismus konnte im Bereich physiologischer Calciumkonzentrationen in einer früheren Arbeit von Prof. Kuschinsky (1967) und in späteren Arbeiten der Gruppe Klaus und Fricke für Digoxin nicht bestätigt werden. Digoxin fällt daher nicht durch sein Verhalten gegenüber Chinidin aus dem Rahmen anderer Herzglykoside.

Abteilung für Klinische Pharmakologie der
Johann-Wolfgang-Goethe-Universität, Frankfurt/M.

Methoden zur Lokalisations-Diagnostik von Katecholamin-sezernierenden Tumoren

R. Kirsten, H. Hennemann, B. Heintz u. K. Nelson

Das Phäochromozytom zeichnet sich durch einige markante Besonderheiten aus — insofern als diese Merkmale extreme und gegensätzliche Züge aufweisen:
— Histologisch benigne (gutartig), aber physiologisch maligne (bösartig).
— Da ist die Seltenheit der Krankheit: Nur jeder 200. Hypertonie — der häufigsten chronischen Krankheit überhaupt — liegt ein von chromaffinen Zellen abstammender Tumor zugrunde [15].
— Auf der anderen Seite handelt es sich um eine tödlich verlaufende Krankheit: Eine Art von pharmakologischer Bombe — (ARANOW, 1952 [1]: „a veritable pharmacological bomb").
— Die Popularisierung des Krankheitsbildes ist demnach notwendig — Anstrengungen bei der Diagnose wiederum lohnend, weil die operative Entfernung — erfolgt sie rechtzeitig — in den allermeisten Fällen vollständige Heilung erbringt, was man wiederum von 95% aller diastolischen Hypertonien nicht erwarten darf [15]!
— Durch die erste chirurgische Entfernung eines Phäochromozytomtumors und Heilung der Hypertonie erbrachte MAYO 1927 den Beweis für die blutdrucktreibende Kraft des Tumors [16].

Lokalisation und Auftreten von Phäochromozytomen

Die präoperative Fragestellung ist die nach der Lokalisation: Denn die Phäochromozytomtumore sind nicht auf die Nebennieren beschränkt, sondern können überall entstehen, wo sympathisches Nervengewebe zu finden ist (Tabelle 1) [6, 22].
Ektopische Orte können der Brustraum sein, vor allem im hinteren Mediastinum, paravertebral, am Aortenbogen, aber auch im Halsbereich. Insgesamt liegen 1% aller Phäochromozytome extraabdominal.
Von den 99% intraabdominal gelegenen Tumoren entfallen 80% auf den Bereich der Nebennieren und 20% extraadrenal.
Die adrenal liegenden Phäochromozytome sind bei Erwachsenen in 10% beidseitig angelegt. Bei Kindern muß mit 30% doppelseitiger Anlage gerechnet werden. Jeder zweite aus Familien mit gehäuftem Auftreten kann bilaterale Tumore tragen.

VORKOMMEN VON PHÄOCHROMOZYTOMEN		
EXTRAABDOMINAL 1 %	INTRAABDOMINAL 99 %	
	ADRENAL 80 %	EXTRAADRENAL 20 % (MULTIPEL = 1 %)
	BILATERAL ERWACHSENE 10 % KINDER 30 % FAMILIÄR 50 %	
LOKALISATION HALS KAROTISKÖRPER MEDIASTINUM PARAVERTEBRAL		LOKALISATION PANKREAS NIERENHILUS SYMPATHIKUSSTRANG / PLEXUS ZUCKERKANDLSCHES ORGAN BECKEN, ADNEXE, TESTES BLASENWAND

Tabelle 1: Lokalisation und prozentuale Verteilung von Phäochromozytomen.

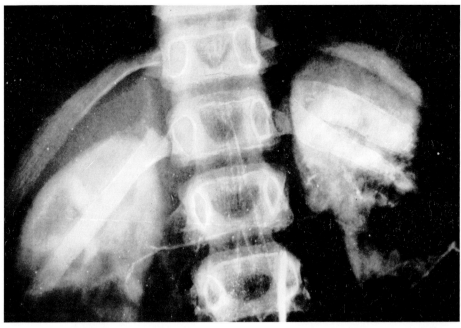

Abbildung 1: Übersichtsaortographie: Hühnereigroßer Schatten vor dem linken Nierenpol, durch Operation bestätigt als Phäochromozytom mit Lokalisation am unteren Pol der Nebenniere.

1—2% aller extraadrenal gelegenen Tumoren sind multipel angelegt. Abdominal kommen bevorzugt in Frage: Die paraaortal entlang des Grenzstranges lokalisierten Tumoren, das Zuckerkandlesche Organ, die Adnexe, Testes, die Harnblasenwand. Die sog. Zehnerregel vermittelt eindrucksvoll das Gefühl der Vielgestaltigkeit des Phäochromozytoms: 10% familiär, 10% bilateral, 10% maligne, 10% multipel, 10% extraadrenal, 10% in Kindern.

Symptomatik und Diagnose

Die erstaunliche Variabilität der Symptomatik verhalf dem Phäochromozytom zu dem Beiwort „Der große Schauspieler" (The great mimic) [5]. Die klinischen Erscheinungsbilder dieser neoplastischen Endokrinopathie und seiner assoziierten Krankheiten sind nahezu endlos [1, 15, 22]. Der Grund zum Aufsuchen des Arztes kann jedesmal ein anderer sein: Herzklopfen, Schweißausbruch, rasende Kopfschmerzen, kolikartige Bauchschmerzen, Schwindelanfälle [13]. Als Beispiel dafür ein vierzehnjähriger Junge, der wegen ständiger Kopfschmerzen als lernbehindert eingestuft wurde und die Sonderschule besuchte. Auch die Verordnung einer Brille brachte keine Befreiung von den Kopfschmerzen. Nach Ohnmachts- und Krampfanfällen wurde durch EMI-Scan und EEG ein Gehirntumor ausgeschlossen. Der nunmehr gemessene Blutdruck betrug 270/130 mm Hg. Die daraufhin veranlaßte Übersichtsaortographie enthüllt, daß der Tumor nicht auf, sondern vor dem linken Nierenpol liegt (Abb. 1), so daß zunächst an ein Hypernephrom zu denken war. Deswegen wurde die linke Niere selektiv angiographiert. Bei der selektiven Füllung (Abb. 2) ist der Tumor nicht mehr zu erkennen. Daraus ließ sich schließen, daß der Tumor nicht von der Nierenarterie versorgt wird. Nachdem auch die Vanillinmandelsäure um 31 nmol/μmol Kreatinin lag, wurde ohne weitere Diagnostik operiert. Das Phäochromozytom war hühnereigroß und ging vom unteren Pol der Nebenniere aus, so daß auf eine Adrenalektomie verzichtet werden konnte. Histologisch war die Kapsel zwar infiltriert, aber an keiner Stelle durchwachsen. Die beim Rekonvaleszenten vorgenommene Intelligenzprüfung erbrachte einen IQ um 120. Dieser Junge ist ein Beispiel für die Möglichkeiten der Röntgendiagnostik zur akkuraten präoperativen Lokalisation eines Phäochromozytoms.

Präoperative Lokalisation von Phäochromozytomen

Zur Tumorlokalisation tragen zwei Techniken bei: Die Röntgendiagnostik und die pharmakologische Katecholaminbestimmung in mit dem Vena-cava-Katheter entnommenen Blutproben.
An *radiologischen Verfahren* zur Lokalisationsdiagnostik des Phäochromozytoms stehen zur Verfügung [17]:
Neben der Übersichtsaufnahme zur Suche nach verkalkten Tumoren und Schatten die Kontrastmitteldarstellung durch Arteriographie, die retroperitoneale Gaseinfüllung [11], die retrograde Phlebographie, ein intravenöses Urogramm [25] und der Vena-cava-Katheter [8, 21].
Ist das Phäochromozytom nicht gut vaskularisiert, hilft u. U. eine retroperitoneale Gasfüllung oder die Phlebographie der Nebennieren. Die Abb. 3 zeigt einen solchen Fall: Retroperitoneale Luftfüllung, die ein apfelgroßes Phäochromozytom auf dem linken oberen Nierenpol erkennen läßt. Es handelt sich um eine 50jährige Patientin mit Neurofibromatose Recklinghausen (hohe Koinzidenz mit Phäochromozytom) und klassischer Anamnese: Beim Zubinden der Schuhe immer plötzlich heftige Kopfschmerzen. In der Klinik mehrere krisenhafte Blutdruckanstiege. In der Übersichtsangiographie kein Hinweis auf einen Nebennierentumor — deswegen retroperitoneale Luftfüllung. Rechts unten auf dem Bild der obere Nierenpol, darüber haubenförmig aufgesetzt der Tumor.

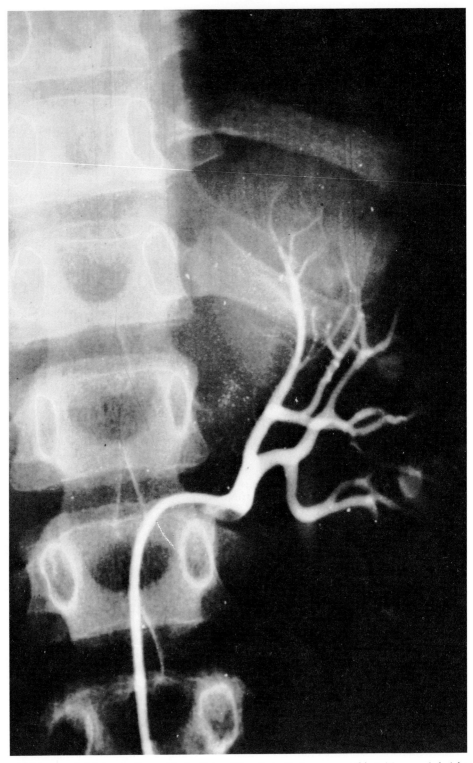

Abbildung 2: Selektive Angiographie der linken Niere beim Patienten von Abb. 1: Tumor wird nicht von der Nierenarterie versorgt.

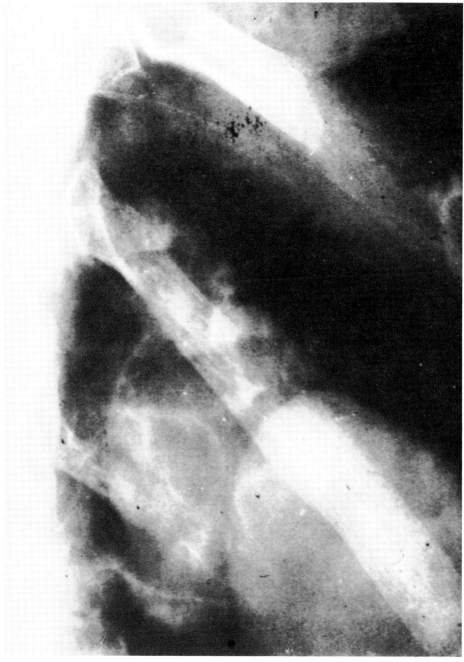

Abbildung 3: Retroperitoneale Luftfüllung. Apfelgroßer Nebennierentumor, haubenförmig auf dem linken oberen Nierenpol aufgesetzt.

Abb. 4 zeigt einen Ausschnitt aus der Übersichtsaortographie einer 60jährigen Patientin. Das Bild soll lediglich belegen, daß der schlecht vaskularisierte Tumor der linken Nebenniere angiographisch nicht verifizierbar ist. Auf der Ausschnittsvergrößerung des daraufhin erfolgten Phlebogramms (Abb. 5) erkennt man den Tumor deutlich als kreisrunden, nicht vaskularisierten Bezirk. Bei dieser Patientin standen Anfälle mit profusem Schwitzen und ängstlicher Unruhe im Vordergrund — weniger der Hochdruck, der sich medikamentös einstellen ließ, so daß die Indikation zur Angiographie erst gestellt wurde, nachdem die Vanillinmandelsäure im Urin bei mehreren Kontrollen um 27,3 nmol/μmol Kreatinin lag.

Es gibt nun Fälle, bei denen diese radiologische Diagnostik keine Aufklärung über die Tumorlokalisation erbringt (Tabelle 2). Das gilt insbesondere für sehr kleine Tumoren, die auch bei Erbsengröße hochaktiv mit entsprechender klinischer Symptomatik sein können. Die radiographischen Methoden müssen zwangsläufig auch bei schlecht vaskularisierten Phäochromozytomen versagen. Oft wird der schlechte Allgemeinzustand der Phäochromozytompatienten wegen des hohen Risikos der Auslösung einer Blutdruckkrise eine Arteriographie nicht erlauben. Mehrfach ist in der Literatur auf fatale Zwischenfälle hingewiesen worden [17, 21, 25]. In dieser Situation kann die *Vena-cava-Etagen-Katheterisierung* weiterhelfen [3, 4, 7, 8, 9, 10, 12, 23].

Mittels eines über die Vena femoralis eingeführten Katheters werden stufenweise, vom Hals beginnend über die Venae subclaviae bis zum Becken über die Venae iliacae Blutproben entnommen und darin die Katecholamine bestimmt. Voraussetzung für dieses Vorgehen ist eine zuverlässige Katecholaminbestimmungsmethode, die genügend empfindlich ist, damit 20 bis 30 Proben entnommen werden können, ohne daß der Patient einen großen Blutverlust erleidet. Da eine Anzahl von Phäochromozytompatienten ein verringertes Blutvolumen aufweist, ist bei einem Bedarf von 40 ml Blut pro Entnahme ein daraus resultierender Gesamtblutbedarf von 800 ml, wie er bei früheren Methoden besteht, ein schwerwiegender Nachteil dieser Maßnahme. Bei den extrem kurzen Halbwertszeiten der Plasmakatecholamine ist es schwierig, 40 oder auch nur 20 ml Blut, wie es in jüngsten Mitteilungen angegeben wird [3, 4, 10, 12], in der erforderlichen Sekundenschnelle aufzuarbeiten und einzufrieren. Ein weiterer Nachteil bei einer großen Blutentnahme besteht darin, daß das abgezapfte Blut nicht nur aus der in die Vena cava einmündenden Vene stammt, sondern vermischt ist mit Blut aus der Hohlvene. Dadurch wird eine eventuelle Erhöhung des Katecholaminspiegels maskiert. Zwei weitere Gesichts-

---

CAVA - KATHETERISIERUNG FÜR KATECHOLAMINBESTIMMUNG

INDIKATIONEN : 1) KLEINER TUMOR

2) SCHLECHTE VASKULARISATION

3) SCHLECHTER ALLGEMEINZUSTAND

4) VERDACHT AUF EXTRAADRENALES BZW. MULTIPLES AUFTRETEN

5) VERSAGEN ANDERER DIAGNOSTISCHER MASSNAHMEN

VORTEILE DER MIKROMETHODE ZUR BESTIMMUNG DER PLASMAKATECHOLAMINE

1) 20 - 30 BLUTENTNAHMEN MÖGLICH

2) BLUT KANN SOFORT ZENTRIFUGIERT, PLASMA SCHNELL EINGEFROREN WERDEN

3) VERMEIDEN VON EXZESSIVEM BLUTVERLUST

Tabelle 2: Indikationen zur Vena-cava-Etagenentnahme und Vorteile einer Katecholaminmikrobestimmung.

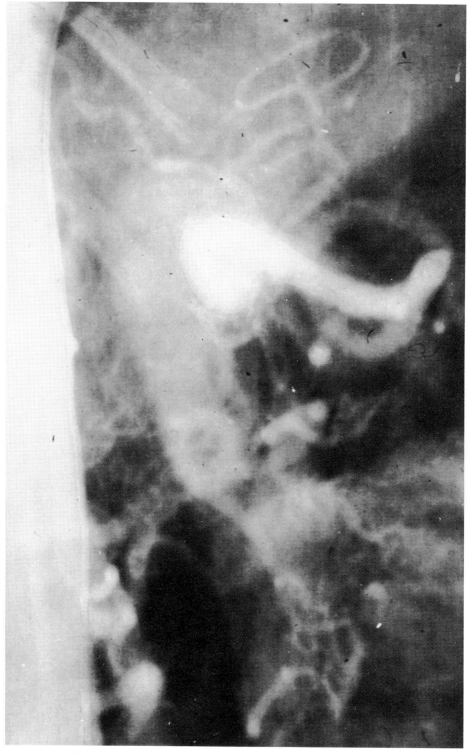

Abbildung 4: Übersichtsaortographie: Keine Darstellung des auf Abb. 5 als schlecht vaskularisierten Tumor ausgewiesenen Phäochromozytoms.

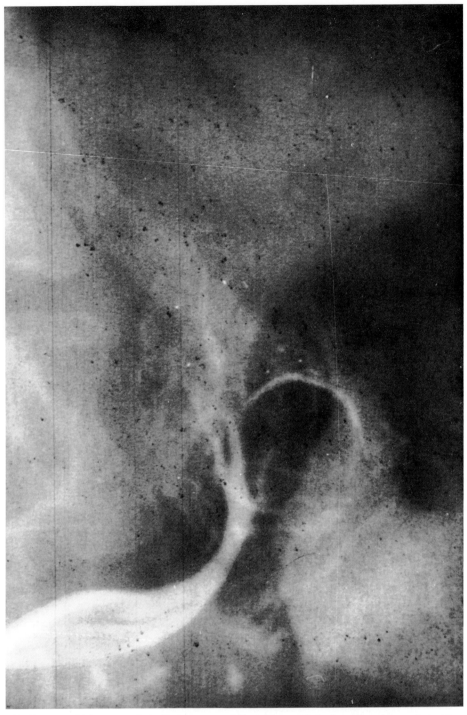

Abbildung 5: Phlebogramm beim Patienten von Abb. 4: Tumor als kreisrunder, nicht vaskularisierter Bezirk bei sonst unauffälliger retrograder Darstellung der linken Nebennierenvene.

punkte müssen bedacht werden: Zur Darstellung der einmündenden Venen muß Röntgenkontrastmittel injiziert werden, wodurch eine transitorische Sekretionsstimulierung chromaffiner Zellen provoziert werden kann. Deshalb ist es erforderlich besonders an den Nebennierenveneneinmündungen mehrmals Blut abzunehmen, was bei einer Bestimmungsmethode mit großem Blutbedarf nicht möglich ist. Mehrmaliges Abnehmen in den Nebennierenabflüssen ist auch anzustreben, damit physiologische Sekretionsschübe erfaßt werden, die von sekretionsfreien Intervallen unterbrochen werden.

Diese Möglichkeiten bietet eine Mikromethode, wie wir sie seit einiger Zeit anwenden. Es handelt sich um eine radiometrische Methode, die auf dem von Axelrod [2] erstmalig entwickelten Prinzip der enzymatischen Übertragung von radioaktiven Methylgruppen des S-Adenosylmethionins [18] beruht und pro Einzelbestimmung 50 μl Plasma benötigt. Das bedeutet, daß wir für 30 Blutentnahmen — wie wir für eine sichere Lokalisierungsdiagnostik benötigen — mit 10 ml Blut auskommen. Das Prinzip ist in der Abb. 6 skizziert: Der erste wichtige Schritt ist die Blutaufarbeitung. Das entnommene Blut muß in Sekunden mit einer die Katecholamine stabilisierenden, die abbauenden Enzyme hemmenden Lösung vermischt und in weniger als einer Minute von den Erythrozyten befreit werden. Das Plasma muß sofort eingefroren werden. Während der 75minütigen Inkubation erfolgt die enzymatische Anlagerung einer tritiummarkierten Methylgruppe. Die gebildeten Metanephrine werden extrahiert und dünnschichtchromatographisch getrennt. Das Trennergebnis sieht man auf der Abb. 7: Einwandfreie Trennung der Methylierungsprodukte von Noradrenalin (NMN), Adrenalin (MN) und Dopamin (MT). Unsere Me-

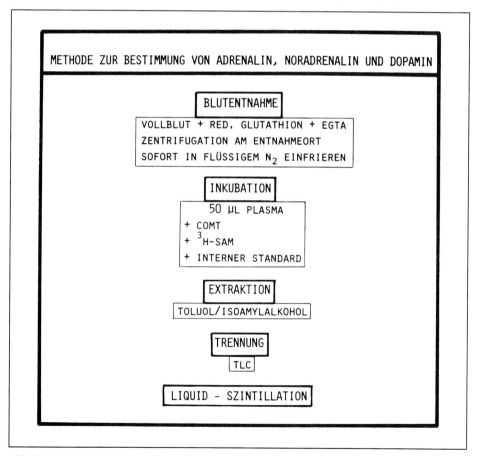

Abbildung 6: Schritte bei der Katecholaminbestimmung von etagenweise aus der Vena cava entnommenen Blutproben.

67

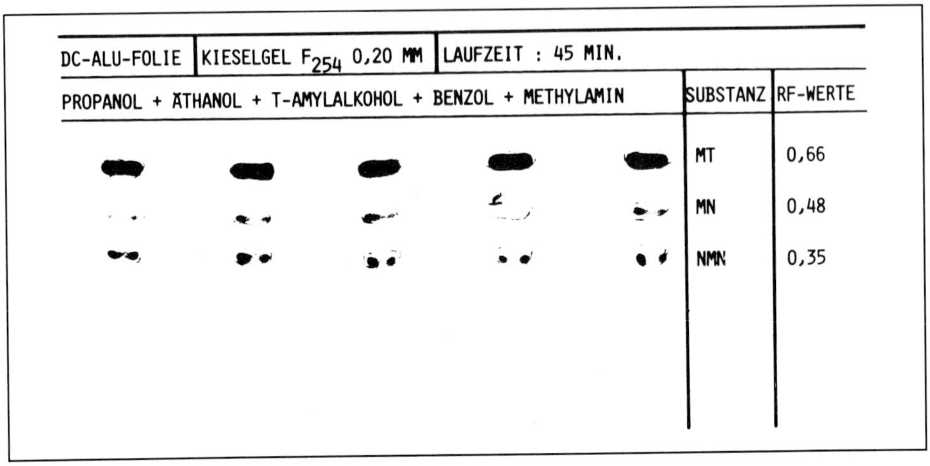

DC-ALU-FOLIE	KIESELGEL F_{254} 0,20 MM	LAUFZEIT : 45 MIN.		
PROPANOL + ÄTHANOL + T-AMYLALKOHOL + BENZOL + METHYLAMIN			SUBSTANZ	RF-WERTE
			MT	0,66
			MN	0,48
			NMN	0,35

Abbildung 7: Dünnschichtchromatographisch getrennte Methylierungsprodukte der Katecholamine von Noradrenalin (NMN = Normetanephrin), Adrenalin (MN = Metanephrin) und Dopamin (MT = Methoxytyramin).

VORTEILE GEGENÜBER BEKANNTEN METHODEN

1) KEINE VERSCHLEPPUNG VON ^{3}H : EINWEGGEFÄSSE

2) OPTIMALE MG^{++}-KONZENTRATION (50 MMOL) : ENZYMAKTIVIERUNG

3) OPTIMALES PH : ERHÖHTE PUFFERKAPAZITÄT (TRIS-PUFFER; 0.2 M)

4) BESSERE TRENNUNG : NEUES LAUFMITTEL - T-AMYLALKOHOL / ÄTHANOL PROPANOL / BENZOL / METHYLAMIN (2 : 1 : 2 : 5 : 5)

5) KEINE SUBSTANZVERLUSTE : ALU-FOLIEN AUSSCHNEIDEN (KEIN ABSCHABEN)

6) OXYDATION UND EXTRACTION IM SZINTILLATIONSGEFÄSS

7) KEIN EINENGEN : AUFTRAGSGERÄT TRÄGT 64 PROBEN (250 µL) IN 25 MIN AUF

8) 64 PROBEN IN 6 STUNDEN

Tabelle 3: Vorteile der benutzten Mikromethode gegenüber den Literaturmethoden zur Bestimmung von Plasmakatecholaminen.

thode zur Bestimmung der Plasmakatecholamine unterscheidet sich von den bisher bekannten durch folgende Punkte (Tabelle 3):
Das Einführen von Einweggefäßen erniedrigt den Blindwert durch Vermeiden von radioaktiver Kontaminierung. Einhalten einer optimalen Mg- und Pufferkonzentration ermöglicht maximale Enzymaktivität. Die Entwicklung eines neuen Laufmittels erbringt interferenzfreie Auftrennung der drei Katecholamine. Benutzen von Aluminiumfolien, Vermeiden von Überführungsschritten zwischen Gefäßen und Umgehen des Einengens führen zu einer wesentlich größeren Wiederfindungsrate der zu analysierenden Katecholamine und damit zu einer erhöhten Empfindlichkeit. Die Teilautomatisierung, z.B. beim Auftragen der extrahierten Metanephrine auf die Dünnschichtplatten, tragen zur Verkürzung der Analysezeit bei. In den unter 8) aufgeführten sechs Stunden sind die arbeitsfreien Inkubations- und Auftragungsintervalle einbezogen.

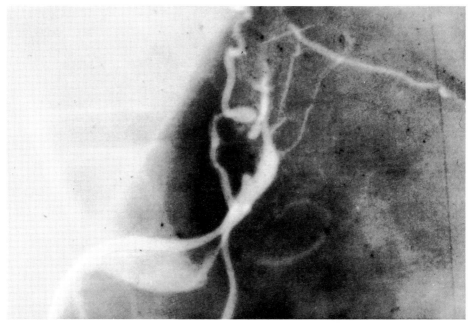

Abbildung 8: Phlebogramm der Nieren- und Nebennierenvenen: Unauffällige Gefäßdarstellung. Der intraoperativ verifizierte erbsengroße, hochaktive Tumor ist radiologisch nicht nachweisbar.

Beispiele für Lokalisationsdiagnostik mit der Vena-cava-Etagenkathetermethode

An drei Beispielen soll erläutert werden, wie mit dieser Technik die Lokalisierung katecholaminsezernierender Tumoren möglich ist, wenn andere Methoden zu keinem Ergebnis führen.

Im ersten Beispiel handelt es sich um eine 60jährige Frau, bei der über zwei Jahre hin versucht worden war, den Verdacht auf ein Phäochromozytom bei der vorhandenen klinischen Symptomatik (Hochdruck, paroxysmale Beschwerden) mit radiologischen Methoden zu erhärten. Die Abb. 8 zeigt ein Phlebogramm der linken Niere und Nebenniere: Unauffällige Gefäßdarstellung beider Organe. Bei der vorgenommenen Etagenkatheterisierung ergab sich folgendes Bild (Abb. 9): Die Zahlen drücken die Adrenalinplasmaspiegel in Femtomol/ml aus. Noradrenalin und Dopamin wurden weggelassen, weil Noradrenalin infolge Alphablockerbehandlung insgesamt erhöht war und Dopamin gegenüber Adrenalin keine zusätzlichen Informationen erbrachte. Die Adrenalinplasmaspiegel zeigen zwei Erhöhungen: Im Plasma aus der linken Nebennierenvene und im Bereich des 12. Brustwirbelsegments, wo in etwa die mit der linken Vena suprarenalis kommunizierende Vena phrenica inferior in die Vena cava einmündet. Ähnliche durch Anastomosen bedingte Spiegelerhöhungen sind uns mehrfach aufgefallen. So im Mündungsbereich der Vena azygos und bei der in die Subclavia einmündenden Vena hemiazygos accessoria. Selbstverständlich läßt sich ein kausaler Zusammenhang zwischen tumorentfernter Stelle und Katecholaminspiegelerhöhung auch durch die Kontrastmittelhinweise nicht beweisen.

Während der nachfolgenden Operation war der Tumor im Nebennierenbereich nicht zu tasten. Er zeigte sich erst nach Aufschneidung der resezierten Nebenniere (Abb. 10): Unterhalb der 1,5 cm Marke erkennt man den erbsengroßen Tumor, der sich histologisch bestätigt hat (Abb. 11): Polymorphe, mehrkernige Zellen, die sich mit Hämatoxylin als sog. N-Zellen erweisen. Eine intraoperative Nierenbiopsie wies den lange bestehenden Phäochromozytomhochdruck als bereits renalisiert aus anhand einer Arteriolosklerose.

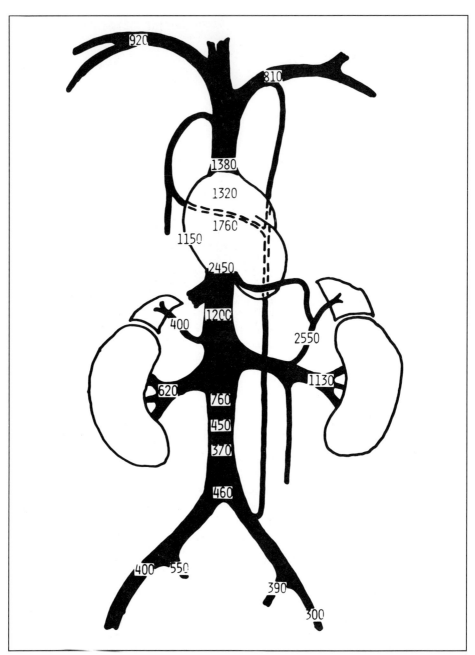

Abbildung 9: Adrenalinplasmaspiegel von Etagenuntersuchung der Patientin von Abb. 8. Werte in Femtomol/ml Plasma: Linker Nebennierenabfluß: 2250 fmol, weitere Erhöhung in der Gegend des 12. Brustwirbels (Anastomose durch Vena phrenica inf.?). Normalwerte aus den Beinvenen: Bereich von 300—550 fmol/ml.

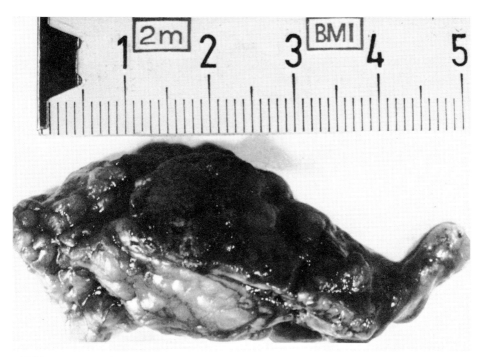

Abbildung 10: Resezierte Nebenniere mit erbsengroßem Tumor unter der 1,5-cm-Marke in der Mitte des Präparates. Patientin von Abb. 8 und 9.

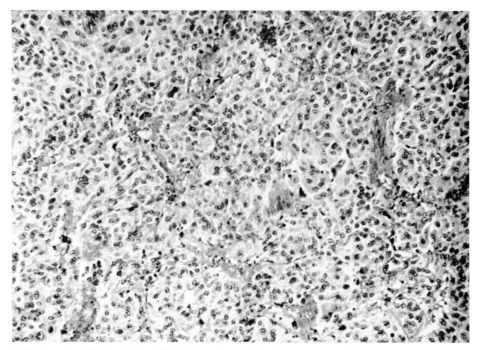

Abbildung 11: Histologischer Schnitt des erbsengroßen Tumors von Abb. 10: Polymorphe, mehrkernige Zellen, die sich mit Hämatoxylin als sog. N-Zellen erweisen.

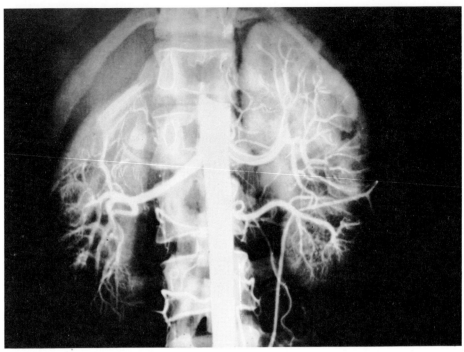

Abbildung 12: Angiogramm der später durch Etagenuntersuchung als Phäochromozytomträgerin bestätigten Patientin. Einwandfreie Darstellung der Gefäße, kein Hinweis für Niernarterienstenose.

Ein zweiter Fall betrifft eine 35jährige Patientin, bei der seit drei Jahren eine schwere Hypertonie bestand, die vom Hausarzt medikamentös therapiert wurde. Als der Hausarzt dann in Urlaub fahren wollte, hat er die Patientin überredet, während dieser Zeit in die Klinik zu gehen. Hier, in Würzburg, war der Blutdruck nur unter massiver Pharmakotherapie auf Werte unter 300 mmHg systolisch zu bringen. In Unkenntnis der Diagnose wurde auch Saralasin infundiert, das so gut wirkte, daß zur Erhärtung einer Nierenarterienstenose eine Notfallangiographie durchgeführt wurde. Das Angiogramm (Abb. 12) läßt keine Besonderheiten erkennen. Die Adrenalinspiegel (Abb. 13) zeigen ein eindeutiges Bild: Massive Erhöhung im Mündungsgebiet der linken Nebenniere — die gesamte linke Nierenvene ist einbezogen. Auch hier ist der Wert in der Gegend der Einmündung der Vena phrenica inferior hoch. Auffällig sind die niedrigen Werte aus der Vena femoralis. Unser Normalbereich für Adrenalin beträgt 100—900 Femtomol/ml Plasma (interindividuell) mit einem Mittel um 400. Abb. 14 bringt den entfernten, schlecht vaskularisierten, kirschgroßen Tumor.

Bei dem 3. Patienten handelt es sich um eine 40jährige Patientin mit einer über zehn Jahre langen Vorgeschichte einschließlich einer Phäochromozytomoperation. Trotzdem weiterhin Blutdruckkrisen, Herzklopfen, Schweißausbrüche, Bauchschmerzen. Radiologische und chirurgische Revisionen brachten keine Klärung. Bei der stufenweisen Katecholaminbestimmung (Abb. 15) ergaben sich für Adrenalin (obere Werte der Zahlenpaare) die höchsten Werte — 2750 aus der linken Vena iliaca interna, 1250 rechts — in der linken Vena iliaca communis mit 3150 Femtomol/ml und etwas überraschend in der linken Vena subclavia mit 1970 fmol/ml. Die Nebennierengegenden sind bei den hier insgesamt erhöhten Spiegeln nicht auffällig. Aus dem Rahmen fallen die Dopaminplasmaspiegel (untere Zahlen der Zahlenpaare), die bei allen von uns bis jetzt untersuchten Katheterisierungen keine diagnostisch verwertbaren Ergebnisse gebracht haben. Diese Patientin weist besonders in dem schon bei Adrenalin erhöhten Bereich der Vena iliaca Werte um

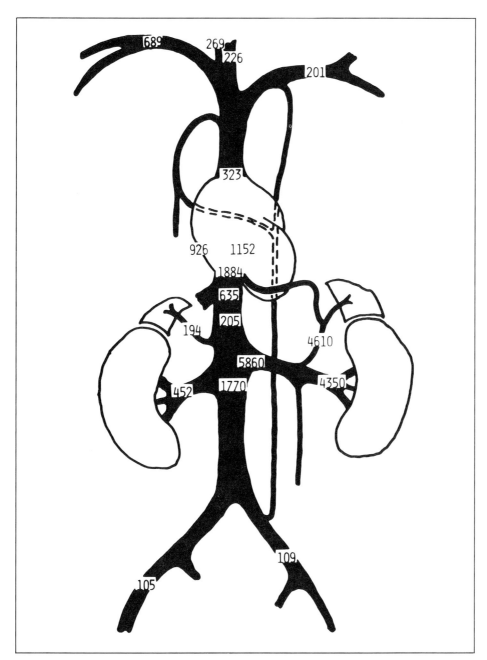

Abbildung 13: Adrenalinplasmaspiegel der durch Angiographie nicht erkannten Phäochromo-zytompatientin (Abb. 12): Massive Erhöhung des Plasmaadrenalins im gesamten linken Nieren- und Nebennierenbereich (4350—5860 fmol/ml Plasma). Weitere Erhöhung im 12. Brustwirbelsegment der Vena cava (Anastomose?). Niedrige Spiegel im Plasma der Beinvenen: 105/109 fmol.

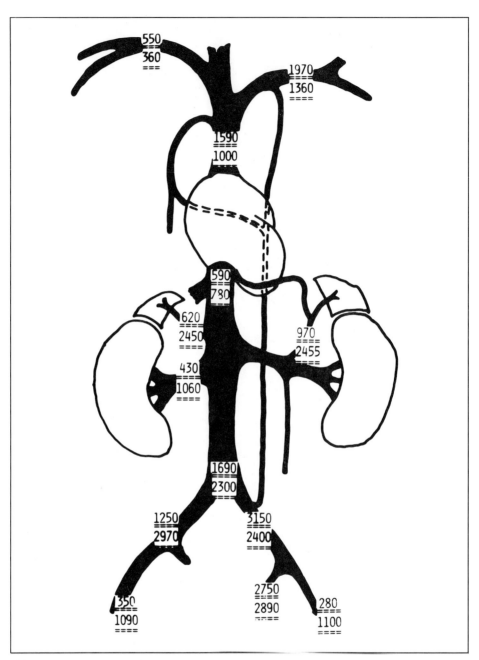

Abbildung 15: Adrenalin (obere Werte der Zahlenpaare) und Dopamin (unteren Werte der jeweiligen Zahlenpaare) von Patientin mit metastasierendem Sympathoblastom. Adrenalin: Höchste Werte im Beckenbereich: 2750, 3150, 1250 fmol/ml. Isolierte Erhöhung in der linken Vena subclavia: 1970. Dopamin: Hohe Werte in beiden Venae iliacae: 2400, 2890, 2970 fmol/ml. Außerdem Erhöhungen im Bereich beider Nebennierenvenen: 2455 und 2450 fmol/ml. Dopaminerhöhungen bei Vena-cava-Untersuchungen sprechen für Malignität des Tumors.

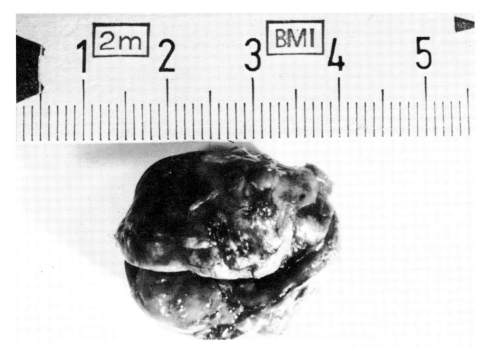

Abbildung 14: Kirschgroßer, wenig durchbluteter Tumor der linken Nebenniere.

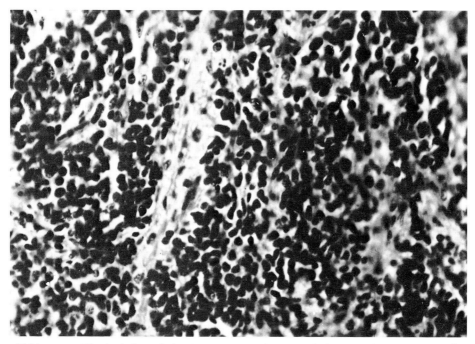

Abbildung 16: Histologischer Schnitt einer Metastase des Sympathoblastoms der Patientin mit den Etagenwerten der Abb. 15: Mehrkernige, polymorphe Zellen. Kerne teils in Mitose in polygonalen, kompakt gefüllten Zellhüllen.

2890 und 2970 fmol/ml auf — unser Normalbereich liegt bei 100—600 Femtomol/ml Plasma. Ebenso sind die Plasmawerte aus den Mündungsgebieten beider Nebennierenvenen mit 2455 und 2450 Femtomol Dopamin/ml Plasma extrem hoch. Eine erneute Probelaparatomie erbrachte aus einem als Lymphknoten angesehenen Knoten (Abb. 16) die histologische Diagnose eines malignen Sympathoblastoms. Leider bedeutet das für die Patientin keine Befreiung von ihrer Symptomatik. Es wird jetzt versucht, mit einer funktionell wirkenden Sympathikusblockade palliativ zu behandeln.

Diese Beispiele zeigen, daß die Technik der Vena-cava-Katheterisierung und Bestimmung der Katecholamine in den abgenommenen Etagenblutproben eine Möglichkeit zur Lokalisierung von Phäochromozytomen und verwandter Tumoren darstellt. Diese von EULER 1955 eingeführte Technik hat den Vorteil, auch bei schlechtem Allgemeinzustand zumutbar zu sein [11]. Da den in der Regel mehrgefäßigen arteriellen Zuflüssen eines Organs ein venöser Abfluß gegenübersteht, ist auch in diesem abfließenden Blut eher eine Blutspiegelveränderung zu erwarten. Man wird auch konzidieren müssen, daß die Arterienpunktion mehr Spezialkönnen als die Venenkatheterisierung erfordert. Diese Darstellung muß relativiert werden:

In den gezeigten Vena-cava-Bildern fallen bei den ersten zwei Fällen die örtlich umschriebenen Katecholaminerhöhungen auf, die deutlich kontrastieren mit den peripheren Werten. Diese Katheterisierungen wurden lediglich zur Lokalisationsdiagnostik vorgenommen, wobei jede erdenkliche Vorsicht angewendet wurde — nicht zuletzt, um keine Blutdruckkrise zu provozieren. Die Adrenalinwerte kontrastieren erheblich zu den in der Abb. 17 angegebenen Zahlen, die Mittelwerte von zehn Etagenuntersuchungen darstellen. Wegen der Übersichtlichkeit sind die Streuungen nicht angegeben. Tatsächlich sind die Schwankungen in den meisten Abnahmeorten nicht groß. Z. B. hat der linke Subclaviawert von 610 fmol/ml Adrenalin eine Standardabweichung von 110 fmol/ml. Augenfällig sind jedoch die insgesamt hohen Werte. In der Vena subclavia fanden wir bei den negativ verlaufenen Phäochromozytomuntersuchungen Werte um 200 fmol/ml. Erheblich hoch liegen beide Nebennierenwerte: 5920 und 34020 fmol/ml. Dabei handelt es sich hier um Patienten, bei denen einwandfrei keine Phäochromozytomsymptomatik vorlag. Wie an den Werten aus dem arteriellen Bereich (linke Herzkammer, Aorta, Pulmonalis) geschlossen werden kann, wurde bei diesen Patienten arterielle Diagnostik getrieben. Die robustere Prozedur bedingt eine Erhöhung der Katecholamine im gesamten Vena-cava-Bereich. Diese Untersuchung stellt in keiner Weise die Bedeutung und Treffersicherheit der Lokalisationsdiagnostik in Frage. Sie verdeutlicht lediglich eine für mit dieser Technik vertraute Untersucher längst bekannte Erkenntnis: Bei der diagnostischen Auswertung der Etagenwerte muß das Gesamtspektrum einbezogen werden — z. B. hier die Tatsache, daß sowohl Subclavia- als auch Iliacawerte gleich erhöht sind, bei Einbeziehen der gesamten Untersuchungssituation erklärlich. Zur Interpretation der Ergebnisse müssen Länge und Intensität der Katheteruntersuchung, etwaige Unregelmäßigkeiten während der Prozedur, die tatsächliche Lage des Katheters (das gilt besonders für die Nebennierenvenen) einbezogen und gewürdigt werden. Der hohe Wert von 34020 Femtomol/ml Plasma bedeutet nicht, daß hier kein Phäochromozytomnachweis erfolgen kann. Bei einer Diagnostik, die durch gleichzeitige Arteriographie einen hohen Streß auslöst, kann man Werte um 500 000 fmol/ml kurzfristig messen. Wir sind nach unseren bisherigen Ergebnissen überzeugt, daß die Kathetertechnik ein verläßliches Hilfsmittel darstellt für die Phäochromozytomdiagnostik, daß sie aber auch neue Informationen in weiteren klinischen Fragestellungen (Herzdiagnostik) liefert.

Sich der Bestimmung der Katecholamine zu bedienen, scheint schon deswegen folgerichtig, weil die vor der Lokalisationsdiagnostik zu treffende Feststellung eines Phäochromozytoms sowieso an die etablierte Laboruntersuchung der Katecholamine im Urin gebunden ist. Bei der Symptomenvielfalt und dem in jedem Fall anderen klinischen Krankheitsbild, das zusätzlich durch den paroxysmalen Charakter — nicht nur der Hypertonie, sondern auch der übrigen Symptome — weiter kompliziert durch das häufige gemeinsame Auftreten mit anderen Krankheiten oder diesen ähnelnd, wie Diabetes, Hyper-

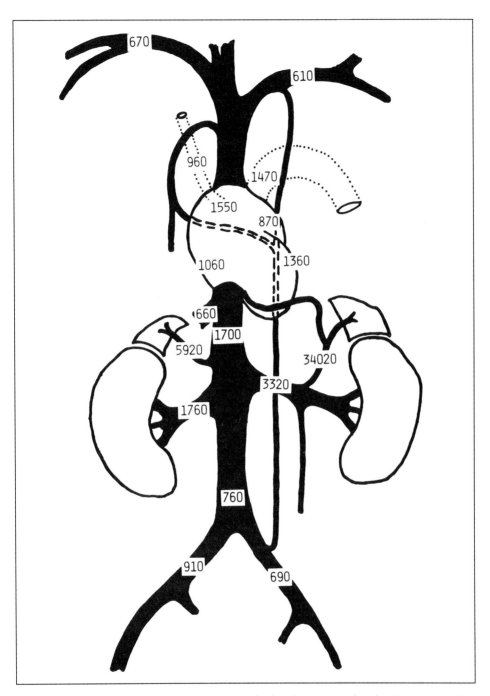

Abbildung 17: Mittelwerte von 10 Etagenwerten nichtphäochromozytomkranker Personen mit Koronarsymptomatik: Insgesamt erhöhte Adrenalinplasmaspiegel in allen Bezirken. Massivste Werte im linken Nebennierenabfluß: 34 020 fmol/ml. Hohe Werte ebenfalls im arteriellen Bereich: A. Pulmonalis: 960, Aorta: 1470, linker Vorhof: 870, linker Ventrikel: 1360 fmol/ml. Katecholaminplasmaspiegel nach Koronararteriensondierung streßbedingt angehoben. Isoliert kurzfristig gemessener Maximalwert nach Darstellung der Koronararterien bei einem Stenosepatienten: 500 000 fmol/ml in der linken Nebennierenmündung.

thyreose — steht die Diagnose erst fest, wenn die erhöhte Katecholaminsekretion des Tumors nachgewiesen ist.

Dies geschieht durch quantitative Bestimmung von Metanephrinen oder Vanillinmandelsäure im Urin [9, 14, 19, 24].

Über die Auswahl der radiologischen Lokalisationsverfahren, ihre Rangfolge — ebenso über die optimale Wahl des zu bestimmenden Katecholaminmetaboliten im Urin — wird immer wieder erneut zu diskutieren sein (entscheidend sollten stets die individuelle Patientensituation und gleichwertig daneben die spezifischen Fertigkeiten des diagnostizierenden Arztes sein).

Übereinstimmung liegt sicher vor über die Richtigkeit der von E. J. Ross ausgegebenen Losung: Think of it — confirm it — remove it [20]!

Dank

Für die Arteriographien und das Retroperitoneum sind wir Prof. Viehweger, Chirurgische Universitätsklinik, für die Phlebographien Herrn Dr. Deeg, Medizinische Universitätsklinik, für die Histologien Herrn PD Dr. Romen, Pathologisches Institut, Würzburg, sehr zu Dank verpflichtet.

Literatur

[1] ARANOW, H., Jr.: Pheochromocytoma. In: Bean, W. B., ed., Monographs in Medicine. Series 1. Baltimore, Williams and Wilkins (1952) pp. 179—224.

[2] AXELROD, J.: O-Methylation of epinephrine and other catechols *in vitro* and *in vivo*. Science *126*, 400—401 (1957).

[3] CORDES, U., GEORGI, M., GÜNTHER, R., BEYER, J.: Adrenale und extraadrenale Phäochromozytome. Dtsch. med. Wschr. *104*, 317—323 (1979).

[4] CROUT, J. R., SJOERDSMA, A.: Catecholamines in the localization of pheochromocytoma. Circulation *22*, 516—525 (1960).

[5] DECOURCY, J. L., DECOURCY, C. B.: Pheochromocytomas and the General Practitioner. Cincinnati, Barclay Newman (1952).

[6] DILLON, R. S.: Handbook of Endocrinology. Philadelphia, Lea and Febiger (1973).

[7] EULER, U. S. VON, GERMZELL, C. A., STRÖM, G., WESTMAN, A.: Report of a case of pheochromocytoma, with special regard to preoperative diagnostic problems. Acta Med. Scand. *153*, 127—136 (1955).

[8] GEORGI, M., CORDES, U., GÜNTHER, R., PHILIPP, T., LENNER, V.: Phlebographische Diagnostik des Phäochromozytoms. Fortschr. Röntgenstr. *128*, 727—733 (1978).

[9] GITLOW, S. E., MENDLOWITZ, M., BERTANI, L. M.: The biochemical techniques for detecting and establishing the presence of a pheochromocytoma. Am. J. Cardiol. *26*, 270—279 (1970).

[10] HARRISON, T. S., SEATON, J. F., CERNY, J. C., BOOKSTEIN, J. J., BARTLETT, J. D.: Localization of pheochromocytomata by caval catheterization. Arch. Surg. 95, 339—343 (1967).

[11] HERMANN, H., MORNEX, R.: Human Tumours secreting catecholamines: Clinical and physiopathological study of the pheochromocytomas. Oxford, New York, Pergamon Press (1964).

[12] JONES, D. H., ALLISON, D. J., HAMILTON, C. A., REID, J. L.: Selective venous sampling in the diagnosis and localization of pheochromocytoma. Clin. Endocrinol. *10*, 179—186 (1979).

[13] KIRKENDALL, W. M., LIECHTY, R. D., CULP, D. A.: Diagnosis and treatment of patients with pheochromocytoma. Arch. Intern. Med. *115*, 529—536 (1965).

[14] KIRSTEN, R., HEINTZ, B., HENNEMANN, E., NELSON, K.: Pharmacological approach to the patient with pheochromocytoma. In: Rietbrock, N., Woodcock, B. G., Neuhaus, G., eds., Methods in Clinical Pharmacology. Braunschweig, Vieweg (1980).

[15] MANGER, W. M., GIFFORD, R. W., Jr.: Pheochromocytoma. New York, Heidelberg, Berlin, Springer-Verlag (1977).

[16] MAYO, C. H.: Paroxysmal hypertension with tumor of retroperitoneal nerve. Report of case. J. Am. Med. Assoc. *89*, 1047—1050 (1927).

[17] MÜHLHOFF, G., POHLE, D., SACK, H.: Röntgendiagnostik beim Phäochromozytom unter besonderer Berücksichtigung der Angiographie und ihrer spezifischen Vorbehandlung. Fortschr. Röntgenstr. *119*, 286—295 (1973).

[18] PASSON, P. G., PEULER, J. D.: A simplified radiometric assay for plasma norepinephrine and epinephrine. Anal. Biochem. *51*, 618 (1973).

[19] PERTSEMLIDIS, D., GITLOW, S. E., SIEGEL, W. C., KARK, A. E.: Pheochromocytoma: 1. Specifity of laboratory diagnostic tests. 2. Safeguards during operative removal. Ann. Surg. *169*, 376—385 (1969).

[20] ROSS, E. J.: The management of cases of pheochromocytoma. Clinical Staff Conference, University College Hospital, London. Proc. R. Soc. Med. *55*, 427—436 (1962).

[21] ROSSI, P., YOUNG, I. S., PANKE, E. F.: Techniques, usefulness, and hazards of arteriography of pheochromocytoma. A review of 99 cases. J. Am. Med. Assoc. *205*, 547—553 (1968).

[22] SACK, H., KOLL, J. F.: Das Phäochromozytom. Ergeb. Inn. Med. Kinderheilk. *19*, 446—555 (1963).

[23] VENDSALU, A.: Studies on adrenaline and noradrenaline in human plasma. Acta Physiol. Scand. *49* (Suppl. 173): 1—123 (1960).

[24] WISSER, H., KNOLL, E.: Die Analytik der Katecholamine und einiger Abbauprodukte im Urin und Plasma. Z. Klin. Chem. Klin. Biochem. *11*, 3—14 (1973).

[25] ZELCH, J. V., MEANEY, T. F., BELHOBEK, G. H.: Radiological approach to the patient with suspected pheochromocytoma. Radiology *111*, 279—284 (1974).

Diskussion [Referat Kirsten]

Hierholzer:
Vielen Dank, Herr Kirsten, für Ihren interessanten Vortrag, in dem Sie uns die Vorteile der Kombination der von Ihnen entwickelten Mikromethode und des Etagenkatheterismus gezeigt haben. Der Vortrag ist offen zur Diskussion.

Hofmann:
In einer Darstellung der Kathetertechnik fiel mir auf, daß an der Mündung der Nierenvene in die Cava eine wesentlich höhere Adrenalinkonzentration gemessen wurde als in der Nebennierenvene oder in der Nierenvene selbst. Wie erklären Sie diesen Konzentrationssprung?

Kirsten:
Sie beziehen sich auf die Abbildung 13 mit einem Adrenalinwert von 4610 fmol/ml in der Nebennierenvene und 5860 fmol/ml an der Einmündung zur Cava. Derartige Diskrepanzen sind uns mehrfach aufgefallen. Die Erklärung liegt darin, daß der Nebennierenwert ein Mittel aus in der Regel 4 bis 5 Entnahmen darstellt. In dem angesprochenen Fall lag der oberste Wert bei etwa 6500 fmol/ml. Durch die mehrmalige Entnahme vermeiden wir, die Diagnose auf nur eine evtl. gerade in einer sekretionsinaktiven Phase abgenommene Probe zu stützen. Der höhere Einzelwert in der Nierenvene von 5860 fmol/ml stellt dann den in einer aktiven Phase erfaßten Wert dar. Da wir jeweils weniger als einen halben Milliliter Blut entnehmen, mag es sich sicher öfters um (bedingt durch die Laminarströmung) noch nicht mit dem Cavablut vermischtes Nebennierenblut handeln. Dagegen erfolgt bei Entnahmen von 10 oder 20 ml Blut eine Vermischung, wodurch eine Begradigung der Katecholaminwerte zustande kommt. Hinzufügen möchte ich noch, daß die absolute Höhe der Konzentrationen im Nebennierenbereich nach unseren bisherigen Erfahrungen nichts über die Größe des Tumors verrät.

Kewitz:
Herr Kirsten, wieviel Patienten liegen Ihren Werten zugrunde? In welchem Bereich liegen die Etagenwerte bei Patienten ohne Phäochromozytom? Beeinflussen vor dem Eingriff zur Beruhigung gegebene Medikamente oder während der Untersuchung zugeführte Mittel die Katecholaminwerte? Ihr Streubereich liegt mit 100 bis 900 fmol/ml sehr hoch.

Kirsten:
Zur ersten Frage: Wir haben bis jetzt 48 Nicht-Phäochromozytompatienten und 37 Phäochromozytompatienten untersucht, wobei allerdings in einem Teil der Fälle die Diagnose bereits angiogra-

79

phisch feststand. Wir waren stets dankbar für jeden Fall, weil wir dadurch in die Lage versetzt wurden, Annäherungswerte für die Katecholamine bzw. ihrer Metabolite in Blut und Urin zu erhalten. Die Etagenwerte bei Nichtphäochromozytompatienten lagen zwischen 100 und 900 Femtomol/ml Plasma. Ich möchte eine Bemerkung über Literaturangaben, in denen auf erhöhte Werte in den Nebennierenvenen phäochromozytomgesunder Patienten hingewiesen wird, anfügen: Bei einem Nebennierengewicht von 5 Gramm und einem Gesamtblutvolumen von schätzungsweise höchstens 500 Mikroliter bedeutet eine Blutabnahme aus der Nebennierenvene von 10 ml, daß zwangsläufig ein Sog notwendig ist, damit solch eine Blutmenge gewonnen werden kann. Man kann sich leicht vorstellen, daß das eine Provokation für die Nebenniere darstellt. Bei einer Entnahme von Mikrolitermengen läßt sich dies eher vermeiden. Über den Einfluß von Medikamenten auf die Katecholaminplasmaspiegel lassen sich sowohl für α- als auch für β-Blocker Effekte feststellen. Da insbesondere Phenoxybenzamin bei phäochromozytombedingtem Hochdruck nicht zu vermeiden ist, lassen sich die im gesamten System erhöhten Noradrenalinwerte diagnostisch nicht verwerten. Aus der Patientenbefragung und aus den Patientenkrankengeschichten ergibt sich, daß in der Regel mehrere Medikamente gleichzeitig verabreicht wurden, die aber die diagnostische Beurteilung insofern nicht entscheidend stören, da sie eine generelle Anhebung oder Senkung des Katecholaminspiegels bewirken, die lokale, tumorbedingte Erhöhung jedoch nicht maskieren.

Hierholzer:
Haben Sie Erfahrungen bei nicht typischer Lokalisation von katecholaminsezernierenden Tumoren?

Kirsten:
Neben der im Vortrag besprochenen Patientin mit Metastasen im gesamten Beckenbereich haben wir lokale Erhöhungen im Brustbereich und in der Nierenvene ohne Beteiligung der Nebennierenvene gesehen.

Göthert:
Sind Ihnen auch noradrenalinproduzierende Tumoren begegnet, die bei 10% aller Phäochromozytome vorhanden sein sollen?

Kirsten:
Wir haben keinen ausschließlich noradrenalinproduzierenden Tumor gefunden. In sämtlichen Fällen waren mehr oder weniger alle drei Katecholamine beteiligt — wenn auch in verschiedenem Ausmaß, so bei dem vorzugsweise dopaminsezernierenden Sympathoblastom.
Die Lokalisationsdiagnostik mit Noradrenalin ist dann erschwert, wenn die Patienten unter antihypertensiver Alphablockade stehen. In diesen Fällen ist die Noradrenalinkonzentration im gesamten Intravasalraum erhöht.

Göthert:
Die durch Vorbehandlung mit Alpharezeptorenblockern bedingte Steigerung der Freisetzung von Noradrenalin sollte durch präsynaptische Hemmung beeinflußbar sein. Daraus müßten sich Schlußfolgerungen ziehen lassen.

Kirsten:
Von dem Antihypertensivum Guanethidin ist bekannt, daß es präsynaptisch die Freisetzung von Noradrenalin an den Nervenendigungen hemmt. Seine Anwendung bei der Phäochromozytomdiagnostik ist nicht möglich, weil es aufgrund seines Wirkungsmechanismus (Noradrenalin-Transport-Hemmung an der Axonmembran) zunächst zu einer verstärkten Blutdrucksteigerung kommt. Die ebenfalls präsynaptisch modulierenden Calciumantagonisten haben wir bisher nicht benutzt.

Göthert:
Ein weiteres Problem betrifft die Gegebenheit, daß Phäochromozytome nicht immer kontinuierlich Katecholamine sezernieren. Haben Sie diese Tatsache durch Benutzen eines Provokationstestes berücksichtigt?

Kirsten:
Tatsächlich sind Fälle in der Literatur bekanntgeworden mit katecholamininaktiven Tumoren bei positiver klinischer Symptomatik — ebenso wie Fälle von asymptomatischen katecholaminsezernierenden Tumoren. Der m.E. beste Provokationstest ist der von der Mainzer Gruppe (Cordes *et al.*, DMW 104, 1, 1979) angewendete modifizierte Glukagon-Test. Hierbei werden zusätzlich zum Blutdruck, der lediglich bei der Hälfte der Phäochromozytompatienten reagiert, die Katecholamine mit verläßlichem Resultat bestimmt.
Wir selbst haben bisher keine Provokationsdiagnostik betrieben, da wir durch die Mehrfachabnahme eine größere Treffsicherheit aufbringen. Jeder Provokationstest kann eine Blutdruckkrise hervorrufen. Todesfälle sind beschrieben worden. Die einfache Venenkatheterisierung dagegen ist bisher ohne Zwischenfälle verlaufen und ist deswegen bei unseren Klinikern beliebt.

Kewitz:

Wie hoch liegen die Katecholaminkonzentrationen in den verschiedenen Etagen bei Patienten ohne Phäochromozytom? Was können Sie über die Konzentrationen in den Nebennierenvenen sagen? Ab wann kann man von einem pathologisch positiven Befund sprechen? Finden sich zentral festgestellte Erhöhungen in den peripheren Venen? Wie groß ist die Halbwertszeit von Adrenalin?

Kirsten:

Die Katecholaminkonzentrationen sind nicht homogen in dem von uns erfaßten Hohlvenengebiet. Am niedrigsten sind stets die Konzentrationen aus den Extremitäten. Hier finden sich normalerweise Spiegel von 100 bis 900 Femtomol Adrenalin/ml Plasma. Lokale Erhöhungen fielen uns in den Nierenvenen auf, ebenso im arteriellen Herzkompartiment. Erniedrigungen fanden wir beispielsweise an der Lebervenenienmündung. Das gilt allerdings nur für Noradrenalin. Dopamin und Adrenalin sind an dieser Stelle erhöht. In der letzten Abbildung waren die Mittelwerte von 10 Nichtphäochromozytompatienten zu sehen. Bei diesen wegen arterieller Herzdiagnostik untersuchten Patienten fanden sich insgesamt massiv erhöhte Adrenalinwerte, ganz besonders aber in den Nebennierenvenen. Offensichtlich bedingt Katheterisierung des arteriellen Systems eine sympathotone Streßreaktion. Nach diesem Ergebnis haben wir auch Werte von nur venenkatheterisierten Patienten gesammelt. Bei diesen Kranken ohne Phäochromozytom lagen die Adrenalinwerte z. B. stets unter 1000 Femtomol bis auf die Nebennierenvenen, in denen auch Werte bis zu 2000 vorkamen. Das war dann aber nur ein Einzelwert. Die übrigen 4 Abnahmen ergaben Werte unter 1000. Dagegen liegen die 4—5 Werte bei adrenalen Phäochromozytomen nach unseren bisherigen Erfahrungen stets viel höher, so daß das Mittel über 2000 liegt. Es ist möglich, daß dieses von anderen Autoren abweichende Ergebnis wegen der schonenderen Nebennierenvenenblutabnahme zustande kommt. Bei Abziehen von 200 bis 500 Mikroliter Blut braucht nicht ein starker Sog angewendet zu werden. Einen verbindlichen Wert, ab wann man von einem pathologischen Befund sprechen kann, können wir bei der geringen Anzahl bestätigter Phäochromozytome nicht angeben. Im Grunde müßten zur Beantwortung von allen untersuchten Personen vollständige und verläßliche Autopsiebefunde vorliegen. Im peripheren Blut fanden wir keinen Anhalt für das Vorliegen von Phäochromozytom. Daraus müssen wir schlußfolgern, daß die angegebene Halbwertszeit von 3 Minuten nicht ohne weiteres zutrifft. Allerdings muß man damit rechnen, daß der katecholaminüberschüttete Organismus mit Enzyminduktion von katecholaminabbauenden Enzymen wie COMT und MAO reagiert.

Molzahn:

Ich habe zwei Fragen mit klinischem Bezug:

Zu welchen Anteilen finden sich in Ihrem Krankengut Patienten mit paroxysmaler Hypertonie und Patienten mit Dauerhypertonie?

Kirsten:

Etwa die Hälfte der Patienten wiesen eine permanente Hypertonie auf und waren auch teilweise auf essentielle Hypertonie behandelt worden.

Molzahn:

Daraus muß man schlußfolgern, daß auch bei Patienten mit permanentem Hochdruck mehrmalige Phäochromozytomdiagnostik erforderlich ist. Meine zweite Frage betrifft Phäochromozytompatienten mit Niereninsuffizienz als Folge einer sekundären Nephrosklerose. Inwieweit läßt sich bei diesen Patienten eine ätiologische Harndiagnostik auf Katecholaminmetabolite betreiben mit Kreatinin als Bezugsgröße?

Kirsten:

Wir haben bei unserer gleichzeitig zur Lokalisationsdiagnostik betriebenen Urinanalytik sowohl auf Tagesharn als auch auf Kreatinin bezogen. Nach unseren bisherigen Ergebnissen ließen sich beide Aussagen vergleichen. Es wäre sicher günstig, wenn sich das Sammeln von 24-Stunden-Urin vermeiden ließe zugunsten einer Bestimmung im frischen Morgen-Urin. Vielleicht wiegen die Nachteile des wegen paroxysmaler Sekretion u. U. negativen Befundes bei Stichprobenurin die Nachteile des über 24 Stunden stattfindenden Zerfalls der Katecholaminprodukte im Sammelurin und die ungenaue Erfassung der Tagesurinmenge auf. Allerdings ist mir nicht bekannt, auf welche Weise der Phäochromozytompatient mit terminaler Niereninsuffizienz sich seiner Katecholaminmetabolite und seines Kreatinins entledigt.

Baethke:

Sofern der Niereninsuffiziente sich im steady state befindet, scheidet er genauso viel Kreatinin aus wie der Gesunde. Lediglich in Extremfällen bei einer GFR um und unter 10 ml/min schlägt eine extrarenale Elimination zu Buche.

Borner:

Wie hoch bemessen Sie die diagnostische Zuverlässigkeit der Urinsuchteste?

Kirsten:

Bei quantitativer Bestimmung entweder von Vanillinmandelsäure oder Metanephrinen im Harn lassen sich jeweils 80—90% aller Phäochromozytome auffinden. Kombiniert angewendet lassen sich praktisch alle Fälle entdecken. Alternativ können die Katecholamine selbst im Harn bestimmt werden. Bei 14 erwiesenen Fällen von Phäochromozytom wiesen 13 erhöhte Noradrenalinkonzentrationen im Urin auf.

Abteilung für Klinische Pharmakologie,
Klinik der Johann-Wolfgang-Goethe-Universität, Frankfurt/M.

Grundlagen der Theophyllintherapie: Durchführung und Bewertung von Konzentrationsbestimmungen im Serum

A. H. Staib

Theophyllin (1,3-Dimethylxanthin) wurde als ein wirkungsbestimmender Inhaltsstoff der Blätter des Teestrauchs Ende des 19. Jahrhunderts isoliert und seine Struktur in der ersten Dekade des 20. Jahrhunderts aufgeklärt. Mit der Herstellung des Theophyllin-Aethylendiamin-Komplexes (Aminophyllin) wurde die Substanz infolge dessen besserer Löslichkeit intravenös einsetzbar. Die Indikationen ergeben sich aus dem Wirkungsprofil, das dem anderer in der Natur vorkommender Methylxanthine (Koffein, Theobromin) qualitativ entspricht:

— *Stimulation von ZNS-Funktionen (vegetativ, motorisch, sensorisch und psychisch)*
— *positiv inotrope und chronotrope Wirkung am Herzen*
— *Relaxation der glatten Muskulatur (Atemwege, Gefäße, Intestinaltrakt und Urogenitalsystem)*
— *diuretischer Effekt*
— *Wechselwirkung mit anderen Pharmaka (so additive oder potenzierende Effekte zu Analgetika und Spasmolytika).*

Bald nach der Einführung theophyllinhaltiger Arzneimittel umfaßte demzufolge der Indikationskatalog eine umfangreiche Liste von Erkrankungen und Funktionsstörungen. Seit Mitte der dreißiger Jahre stellt das *Asthma bronchiale* aufgrund des experimentell und klinisch gesicherten bronchodilatatorischen Effektes ein Haupteinsatzgebiet dar. Der zentralanaleptische Effekt ist die Grundlage für die zweite heute allgemein anerkannte Theophyllinindikation: das zentral ausgelöste *Apnoesyndrom* des Früh- bzw. Neugeborenen.
Als Grundlage der pharmakodynamischen Effekte des Theophyllins wird die Wirkung auf das zelluläre cAMP-System angesehen: Theophyllin hemmt die Phosphodiesterase und löst dadurch einen Anstieg des als second messenger fungierenden zyklischen Adenosinmonophosphats aus (Abb. 1 und 2). Ein analoger Effekt wird am cGMP-Stoffwechsel als weitere Voraussetzung therapeutischer Effekte vermutet.
Nach den von WAXLER und SCHACK 1950 veröffentlichten Untersuchungen wurde die Theophyllinkonzentration im Plasma zunehmend als Kriterium für den therapeutischen Einsatz des Theophyllins erkannt, und zwar in zweifacher Hinsicht:
1. als Kriterium für die Brauchbarkeit einer galenischen Zubereitung (im Gegensatz zur sonst üblichen Orientierung an der Dosis) und

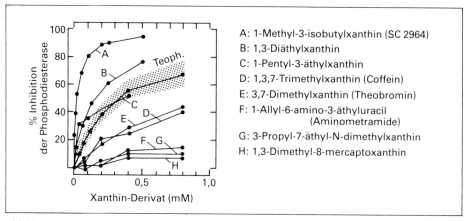

Abbildung 1: Quantitative Gegenüberstellung der Hemmwirkung von Methylxanthinen und anderer Verbindungen auf die Phosphodiesteraseaktivität in Homogenaten von Fettzellsuspensionen (BEAVO et al., 1971, aus EICHLER: Kaffee und Coffein, Springer 1976).

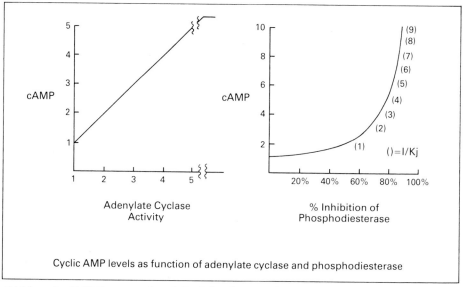

Abbildung 2: cAMP-Konzentration als Funktion der Adenylatzyklose bzw. Phosphodiesteraseaktivität (MIECH/LOHMAN in M. STEIN 1975).

2. als Kriterium für die individuelle therapeutische Einstellung eines Patienten, da die für den Effekt verantwortlichen Konzentrationen am Wirkort im allgemeinen einer äquivalenten Konzentration im Plasma bzw. Serum entsprechen.

Als entscheidend für die therapeutische Anwendung des Theophyllins erwiesen sich aufgrund umfangreicher klinischer und pharmakokinetischer Untersuchungen zwei Aspekte:

1. Die therapeutische Breite des Theophyllins ist gering, da erwünschte und unerwünschte Wirkungen auf dem gleichen biochemischen Mechanismus beruhen und in dieser Beziehung häufig nur graduelle Unterschiede des zellulären Effektes die Grundlage von Therapieeffekt und Nebenwirkung sind.

Ziel der therapeutischen Einstellung ist demnach die Aufrechterhaltung ausreichend wirksamer und verträglicher Konzentrationen am Wirkort bzw. deren Äquivalente im

<table>
<tr><td colspan="2">Nebenwirkungen
bei Theophyllinanwendung:</td><td>zu erwarten bei Serumkonz. > 20 mg/l
wahrscheinlich bei > 35 mg/l</td></tr>
</table>

1. ZNS 2. kardiale NW 3. Kreislauf 4. Gastro-Intestinaltrakt 5. Verschiedenes	
Krampfanfälle Atemlähmung, -insuffizienz Tremor	*subjektiv:* Kopfschmerz Übelkeit, Brechreiz
Diarrhoe Erbrechen Gastritis	Schwindel Unruhe, Rastlosig- keit Schlaflosigkeit Herzklopfen
Tachykardie Arrhythmie (Herzstillstand) Blutdruckabfall, -anstieg, Kollaps	
Anurie; Diuresesteigerung initial, Azidose	

Tabelle 1

Plasma (Abb. 3) und die sichere Vermeidung der oft bedrohlichen Nebenwirkungen (Tabelle 1).
2. Die Pharmakokinetik des Theophyllins weist außerordentliche interindividuelle Schwankungen auf. Das betrifft unabhängig von der applizierten galenischen Zubereitung die Elimination, in geringerem Maße die Verteilung.
Zusätzlich treten bei bestimmten Präparationen (Suppositorien!) Variationen der Bioverfügbarkeit auf, die eine verläßliche therapeutische Einstellung erschweren.
Im Folgenden sollen die Grundlagen für die rationale Anwendung dieses wirksamen und klinisch bewährten Pharmakons anhand der die Pharmakokinetik bestimmenden und modifizierenden Faktoren dargestellt werden, anschließend die sich daraus ergebenden Konsequenzen für den therapeutischen Einsatz erläutert (Dosierungsberechnung und Kontrolle der Plasmakonzentrationen) und an Beispielen demonstriert werden.

Pharmakokinetik des Theophyllins

Die **Absorption** einer oral verabfolgten Theophyllindosis erfolgt im oberen Intestinaltrakt schnell und bei nicht verzögert freisetzenden Zubereitungen vollständig (die absolute Bioverfügbarkeit F beträgt bei Lösungen und Tabletten praktisch 100%, d. h., die Fläche unter der Plasmakonzentrations-Zeitkurve entspricht der Fläche nach intravenöser Gabe der gleichen Dosis), ein „first pass effect" ist nicht nachzuweisen. Dagegen weisen Retardpräparate einen deutlich reduzierten Anstiegswinkel der Plasmakonzentrations-Zeitkurve auf und variieren in ihrer Bioverfügbarkeit präparateabhängig und individuell oft erheblich (SPANGLER et al. 1978 für sechs Präparate $F = 48$ bis 100%; WEINBERGER et al. 1978 für vier Retardpräparate $F = 65$ bis 105%, eigene unveröffentlichte

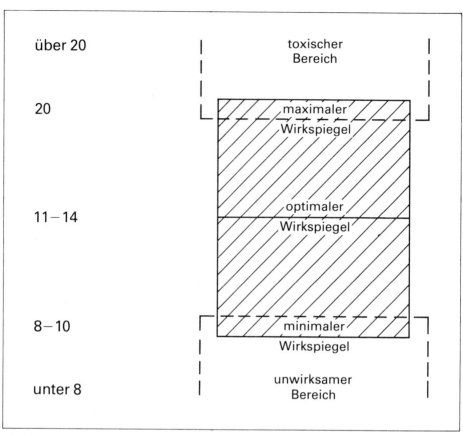

Abbildung 3: Therapeutischer Serumkonzentrationsbereich von Theophyllin (Schema nach KLOTZ, Daten nach HENDELES *et al.*, 1978; mg/l).

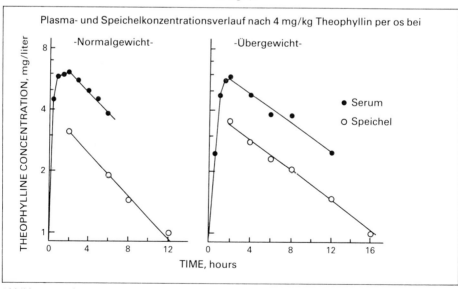

Abbildung 4: Absorption, Verteilung und Elimination von Theophyllin bei normal- und übergewichtigen Personen (nach GAL *et al.*, 1978).

Untersuchungen für Euphyllin-retard-Tabletten 83 ± 9%) — als Ursache ist die streuende enterale Freigabe aus der Präparation anzusehen, die Absorptionskinetik entspricht dagegen numerisch (Kinetik erster Ordnung) den nichtretardierten Präparaten.

Die **Verteilungsphase** ist kurz, sie kann im allgemeinen nach 30 min als abgeschlossen angesehen werden, der Verteilungsraum zeigt altersabhängige und individuelle Unterschiede, z. B. zwischen normal- und übergewichtigen Personen (Abb. 4). Daraus resultiert bei Dosierungsrichtlinien ein Bezug auf das ideale Körpergewicht.

Die Eiweißbindung wird von verschiedenen Untersuchern für den gesunden Erwachsenen zwischen 50 und 75% angegeben, sie kann bei Lebererkrankungen erniedrigt sein (Tabelle 2).

Die **Elimination** zeigt auffällige und oft nicht voraussehbare Streuungen, da die

Eiweißbindung von Theophyllin beim Menschen — Literaturübersicht —		
Alter/Population	%Plasma-protein-bindung	Autor(en)
Erwachsene/gesund	52—65	Kyosooko 1974 Aranda 1976 Piafsky 1977 Mangione 1978
reife Neugeborene	36,4	Ogilvie 1978
Leberzirrhose	29—36,8	Piafsky 1977 Mangione 1978
Asthmatiker, 1— 5 Jahre	58—82	Simons 1979
Asthmatiker, 12—25 Jahre	65—74	Simons 1979
Asthmatiker, 6—12 Jahre	64—76	Simons 1979

Tabelle 2

Theophyllinkinetik beim Menschen; modifizierende Faktoren für die Clearance		
	Clearanceminderung	*Clearanceerhöhung*
Alter:	Frühgeborene, Neugeborene, > 50 Jahre	evtl. frühes Jugendalter
Gewicht:	Fettsucht	
Diät und Genußmittel:	kohlehydratreiche Diät Methylxanthine in der Diät	hoher Proteingehalt Grillprodukte Raucher Marihuana
Pharmaka:	Makrolindantibiotika (Erythromycin etc.)	Phenobarbital (Luminal®), Rifampizin
Erkrankungen:	Leberzirrhose, akute Hepatitis kardiale Stauung Lungenödem, akut Pneumonie, Virusinfekte (respir.) Fieberschübe	

Tabelle 3

87

Clearance des Theophyllins neben der interindividuellen Schwankung von einer Vielzahl äußerer Faktoren modifiziert wird (Tabelle 3).
Über folgende Clearance-beeinflussende Faktoren liegen neuere Untersuchungen vor.

Altersabhängigkeit:

Die Clearance-Werte sind im Neugeborenenalter eindeutig niedriger als im späteren Kindesalter (Tabelle 4), jenseits des ersten Lebenshalbjahres variiert die Halbwertszeit zwar stark, eine Altersabhängigkeit ist jedoch fraglich (Abb. 5). Bedeutsam ist eine altersabhängige Besonderheit der Theophyllinmetabolisierung: Während beim Erwachsenen Oxidation und Demethylierung in der Leber zu pharmakologisch unwirksamen Produkten (Methylharnsäuren und 3-Methyl-Xanthin) führen (Abb. 6), bildet besonders das unreife Neugeborene durch Methylierung aus Theophyllin Koffein in einem für die Wirkung maßgeblichen Ausmaß.

Im höheren Lebensalter wird die Theophyllinelimination verzögert (NIELSEN-KUDSK et al., 1978), Untersuchungen über den Stoffwechselweg beim älteren Menschen liegen nicht vor.

Genuß- und Arzneimittelanamnese:

Raucher eliminieren Theophyllin schneller als Nichtraucher und Exraucher (Tabelle 5), der Effekt findet eine experimentelle Stütze in der Induzierbarkeit der Theophyllinelimi-

Kinetik von Theophyllin bei Kindern — Literaturübersicht —				
Alter/Patientengut	$t_{1/2}$ Plasma (Stunden)	Clearance (ml/kg/h)	Verteil.-Volumen (l/kg)	Autor(en)
3—15 Tage/Apnoe	30,2	18	0,69	Aranda 1976
25—57 Tage/Apnoe	19,9	39	0,91	Giacoia 1976
1— 4 Jahre/Asthma	3,4	100	0,48	Loughnan 1976
4—15 Jahre/Asthma	3,0	93	0,404	Levy 1975
6—17 Jahre/Asthma	3,7	87	0,422	Ellis 1976

Tabelle 4

Kinetik von Theophyllin bei Rauchern bzw. Nichtrauchern — Literaturübersicht — ($t_{1/2}$ = Stunden, Cl. = Clearance: ml/kg/h)						
Nichtraucher		Ex-Raucher		Raucher		Autor(en)
$t_{1/2}$	Clear.	$t_{1/2}$	Cl.	$t_{1/2}$	Cl.	
7,2	—	—	—	4,1	—	Jenne et al., 1975
7,0	—	—	—	4,3	—	Hunt et al., 1976
8,2	40	6,4	51	5,4	36	Powell et al., 1977
8,2	52	—	—	5,9	70	Jusko et al., 1978
9,0	65	—	—	8,2	63 (Adipöse!)	Gal et al., 1978
6,0	72	5,9	72	—	—	Piafsky et al., 1977

Tabelle 5

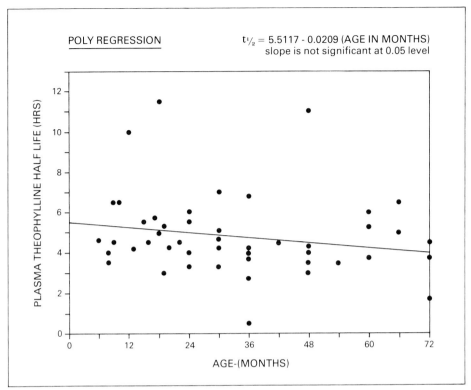

POLY REGRESSION   t¹/₂ = 5.5117 - 0.0209 (AGE IN MONTHS)
slope is not significant at 0.05 level

Abbildung 5: Verteilung der Halbwertszeiten von 52 Kindern von 6 Monaten bis 6 Jahren; keine Korrelation! (KADLEC et al., 1978).

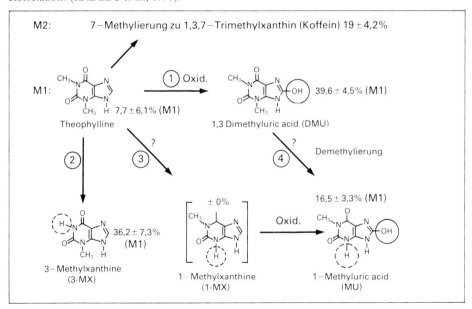

Abbildung 6: Metabolisierung des Theophyllins beim Menschen.
M 1: Erwachsene (Metabolitenverteilung im Urin nach intravenöser Theophyllingabe; JENNE et al., 1976).
M 2: Frühgeborene (kalkulierte Koffeinbildungsrate aus den steady-state-Konzentrationen von Koffein im Plasma unter oraler Theophyllingabe; BORY et al., 1979).

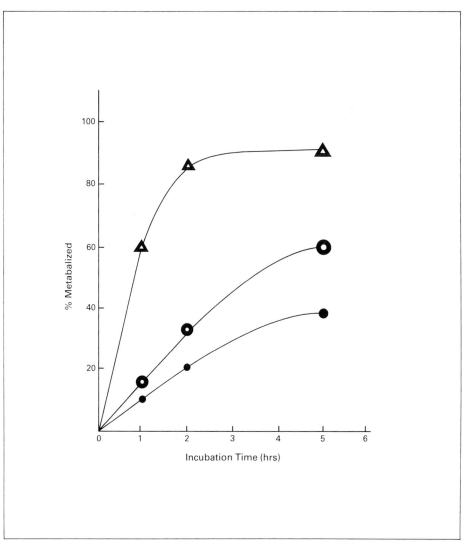

Abbildung 7: Metabolisierung von ^{14}C-8-Theophyllin *in vitro* (Rattenleberschnitte)-Induktion (MIECH/LOHMANN in M. STEIN, 1975). ● = Kontrollen ohne Vorbehandlung; ○ = Phenobarbital 74 mg/kg/Tag über 3 Tage; △ = 3 Methylcholanthren 20 mg/kg/Tag über 3 Tage

nation durch Methylcholanthren (Abb. 7) und Benzpyren (KELLERMANN *et al.*, 1978). Nach Genuß gegrillten Fleisches nimmt die Theophyllinclearance zu (KAPPAS *et al.*, 1978). Marihuanaraucher haben wie Tabakraucher eine beschleunigte Theophyllinelimination im Vergleich zu Kontrollpersonen (JUSKO *et al.*, 1978).

Die induzierende Wirkung einer Phenobarbitalbehandlung auf die Theophyllinelimination wurde umfassend untersucht (Übersicht bei OGILVIE, 1978).

Die clearancereduzierende Wirkung von Makrolidantibiotika (Übersicht OGILVIE, 1978) scheint durch neuere Befunde nicht mehr gesichert (PFEIFER *et al.*, 1979). Rifampizin induziert nach eigenen unveröffentlichten Untersuchungen (ZILLY *et al.*, 1980) die Theophyllinelimination.

Lebererkrankungen:

Da Theophyllin vorwiegend durch Metabolisierung eliminiert wird, spielen Funktions-

Diagnosegruppe	N	$t_{1/2}$ (Stunden)	Clearance (ml/h/kg)	V_D (l/kg)
Akute Hepatitis	4	19,2 ± 1,3*	21,0 ± 2,8*	0,58 ± 0,1 *
Akute Hepatitis (Heroin)	2	5,6/4,7	67,0/80,3	0,54/0,54
Cholestase	7	14,4 ± 8,7*	38,9 ± 24	0,58 ± 0,11*
Cholestase (induziert)	3	11,0/3,3/7,7	31,7/104,0/40	0,5/0,5/0,45
Leberzirrhose (kompens.)	5	11,9 ± 7,4	39,1 ± 25,6	0,45 ± 0,05
Leberzirrhose (dekompens.)	7	65,4 ± 29 *	7,1 ± 3,3*	0,59 ± 0,14
Gesunde (Kontrollen)	6	7,7 ± 1,3	37,9 ± 13,6	0,41 ± 0,12

Tabelle 6: Pharmakokinetische Daten von Patienten mit Lebererkrankungen nach einer Theophyllin-Dosis (193 mg Theophyllin-Monohydrat iv.; * = $P < 5\%$ im t-Test zu den Kontrollen; $\bar{x} \pm SD$; aus STAIB et al., 1979).

Diagnosegruppe	N	1—MU	3-MX	1,3-DMU	T	% Dosis ausgeschieden
Akute Hepatitis	2	72—90	0,03— 0,2	8 —24	2 — 4	86
Akute Hepatitis (Heroin)	1	77	10	9	4	85
Cholestase	4	15—85	1 —55	2 — 3	7 —21	98
Cholestase (Induktion)	2	67—92	0 — 3,4	6 —22	3 — 9	110
Leberzirrhose (komp.)	3	39—91	6 —20	1,4—38	1 — 7	86
Leberzirrhose (dekomp.)	3	71—96	0 — 1	3 —10	1 —19	56 (!)
Gesunde Probanden (Kontrollen)	2	10—38	30 —45	29 —30	4 —15	77
Gesunde Probanden nach Jenne et al., 1976	15	9—23	21 —44	32 —47	2,3—23	116

Tabelle 7: Urinausscheidung von Theophyllin und — Metaboliten bei Lebererkrankungen (s. Tab. 6) nach einer Theophyllineinzeldosis (193 mg Theophyllin-Monohydrat iv.; Bereich der prozentualen Anteile an der 24-Stunden-Gesamtausscheidung von T + Metaboliten, berechnet als T; aus STAIB et al., 1979).

störungen der Leber bei den Streuungen der Theophyllinkinetik erwartungsgemäß eine dominierende Rolle (Tabelle 3 und 6). Der Metabolisierungsweg verläuft bei einer Reihe klinisch häufiger Lebererkrankungen anders als beim Gesunden (Tabelle 7), nach eigenen Ergebnissen ist jedoch die Ausscheidungsbilanz analog den Clearance-Änderungen nur bei dekompensierten Leberzirrhosen drastisch reduziert (24-Stunden-Ausscheidung im Urin relativ zur applizierten Dosis). Wir nehmen an, daß bei Lebererkrankungen die 1-Demethylierung (Bildung von 3-Methylxanthin) gehemmt ist und kompensatorisch Oxidation und 3-Demethylierung ansteigen (Abb. 8), so daß damit im allgemeinen (Ausnahme: dekompensierte Leberzirrhose) Clearance und Halbwertszeit nur mäßige Veränderungen erfahren. Von klinischer Bedeutung ist, daß wahrscheinlich auch bei gestörter Leberfunktion eine Induktion der Theophyllinelimination möglich ist (Tabelle 6).

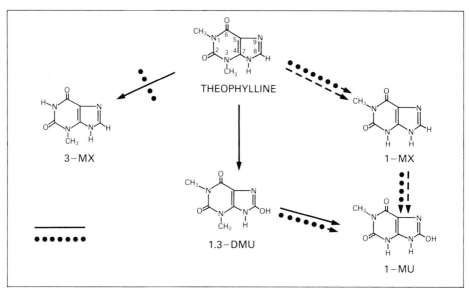

Abbildung 8: Änderung des Theophyllinstoffwechsels bei Lebererkrankungen (STAIB *et al.*, 1979). ——————— Stoffwechselweg beim gesunden Erwachsenen; •••••• bei Lebererkrankungen angenommener Stoffwechselweg

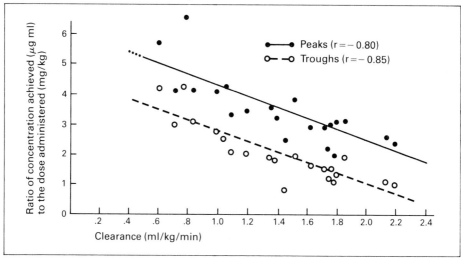

Abbildung 9: (HENDELES *et al.*, 1978).

Bei regelmäßigem Alkoholabusus (mehr als ein Glas/d) wurden statistisch niedrigere Plasmatheophyllinkonzentrationen als bei Abstinenten gefunden (EPPEL *et al.*, 1979).
Es ist anzunehmen, daß auch die bei einer Reihe anderer Erkrankungen bekannten Verminderungen der Theophyllinclearance ursächlich mit einer Veränderung der hepatischen Eliminationsleistung zusammenhängen (Herzinsuffizienz, akutes Lungenödem, Virusinfektionen).

Zusammenfassend ist festzustellen, daß unabhängig von der Ursache einer veränderten Theophyllinclearance eine gesicherte Korrelation zwischen Clearancewert und dem im steady state eingestellten Plasmakonzentrationswert (und demzufolge auch der Wirkung) besteht und bei oraler Applikation (peak- und trough-Werte, in Abb. 9), ebenso

	Erforderliche **Erhaltungsdosen** von Aminophyllin i. v. bei Erwachsenen zur Behandlung der Bronchokonstriktion — **Beziehung zu Lebensalter und Begleitkrankheiten** — — Literaturübersicht —		
Patientengut	Aminophyllin (mg/kg/h)	Autor(en)
< 50 Jahre	0,9	Mitenko/Ogilvie, 1973; Piafsky, 1975; Hendeles *et al.*, 1977; Jusko, 1977
> 50 Jahre	0,68	Jusko *et al.*, 1977
chron. obstrukt. Lungenerkrankung	0,6 —0,7	Hendeles *et al.*, 1977
kardiale Dekompensation	0,4 —0,68	Piafsky/Ogilvie, 1975; Hendeles, 1977; Jusko *et al.*, 1977
Hepatopathie	0,25—0,45	Piafsky/Ogilvie, 1975; Hendeles et al., 1977; Mangione et al., 1978
— dabei Bilirubin < 15 mg/l	0,2	Mangione *et al.*, 1978
Serumalbumin < 2,9 g/l	0,13	Lawyer *et al.*, 1977
Herzinsuffizienz	0,1 —0,3	Hendeles *et al.*, 1977

Tabelle 8

wie bei der Infusion, dementsprechende Dosierungsanpassungen erforderlich sind (Tabelle 8).

Klinisch wichtig ist die Frage, inwieweit besonders bei altersabhängigen Unterschieden der Theophyllinelimination mit einer intraindividuellen Konstanz der Clearancewerte gerechnet werden kann und damit die Möglichkeit einer über längere Zeit gültigen Dosierungsrichtlinie für den Einzelfall gegeben ist: entsprechende Untersuchungen ergaben eine hinreichende Reproduzierbarkeit der kinetischen Werte über größere Zeitintervalle (Beispiel Abb. 10). Aus Probandenuntersuchungen ist ebenfalls eine gute Reproduzierbarkeit der Plasmahalbwertszeit für Theophyllin bekannt, vorausgesetzt, daß die übrigen Versuchsbedingungen konstant bleiben (eigene unveröffentlichte Befunde).

Theophyllinkonzentrationsbestimmung im Plasma/Serum

Die Bestimmung der Plasmakonzentration ist während der Einstellung bei unbekannter individueller Kinetik die einzige klinisch praktikable Möglichkeit, um in der erforderlichen Zeit und mit vertretbarem Aufwand die einleitend erwähnten Grundaspekte der Theophyllintherapie zu berücksichtigen und sowohl Wirksamkeit als auch Sicherheit bei der Anwendung zu gewährleisten.

Die derzeit zur Routinebestimmung von Plasmakonzentrationen für Theophyllin zur Verfügung stehenden Methoden (Tabelle 9) nutzen entweder nach chromatografischer Abtrennung der Methylxanthine von anderen Verbindungen die UV-Absorption zur quantitativen Detektion (Abb. 11) oder sie basieren auf immunologischen Prinzipien der Mengenbestimmung.

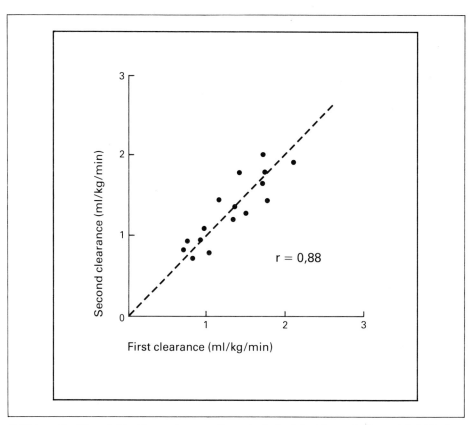

Abbildung 10: Theophyllin-Plasmaclearance-Reproduzierbarkeit (Δ t = 5 Monate) bei Kindern mit chronischem Asthma bronchiale (HENDELES *et al.*, 1978).

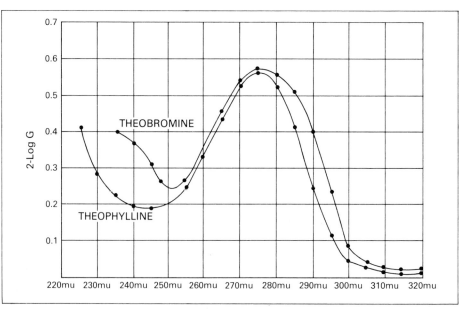

Abbildung 11: UV-Absorptions-Spektrum   Theophyllin/Theobromin   (SCHACK/WAXLER, 1949).

Theophyllin-Bestimmungsmethoden (nach Borner *et al.*, 1979)	Übersicht
Methode	Besonderheiten und Bewertung: Vorteile/Nachteile
Extraktion und UV-Spektroskopie	Störanfällig durch Interferenzen — Obsolet!
Chromatografische Methoden: GC	Derivatisierung oder aufwendige Extraktion erforderlich; Gerätekosten!
HPLC (reserve Phase)	Einfache Aufarbeitung, Probenvolumen < 50 μl möglich, störende Interferenzen mit anderen Pharmaka möglich — dann höherer Zeit- und Extraktionsaufwand! Kleine Serien preiswert und rasch bestimmbar, Gerätekosten!
Immunologische Methoden: RIA	Spezifische Bestimmung; bei kleinen Serien relativ hoher Kostenaufwand (Eichreihe für jede Serie); Gamma-Counter! Anfall von Radioaktivität!
EIA	Spezifische Bestimmung, hoher Kostenaufwand bei kleinen Serien (s. RIA), Vollmechanisierbar.

Tabelle 9

Der quantitative Nachweis der Metabolite läßt sich am sichersten mit chromatografischen Methoden realisieren (Abb. 12). Diese Möglichkeit ist nicht nur von wissenschaftlichem Interesse, wenn man die oben beschriebenen Varianten der Theophyllinmetabolisierung bei Frühgeborenen berücksichtigt — in diesem Falle sind die derzeit angebotenen immunologischen Methoden nicht brauchbar, da sie kein reales Bild des tatsächlichen Konzentrationsverlaufes beider Wirkstoffe (Theophyllin *und* Koffein) geben.
Die klinische Applikation erfordert meist organisatorischen und apparativen Aufwand und eine eingespielte Zusammenarbeit zwischen Kliniker und klinischem Pharmakologen. Auch bei der Beurteilung der Meßergebnisse des Theophyllins hängt die klinische Effektivität einer Arzneimittelkonzentrationsmessung nicht allein von der analytischen Qualität der Methode und auch nicht nur von der Zuordnung des ermittelten Wertes zum klinischen Verlauf ab, sondern wird wesentlich von der Berücksichtigung pharmakokinetischer Gesetzmäßigkeiten mitbestimmt.
Eine Zentralisierung der Theophyllinanalytik und der Auswertung erscheint deshalb optimal in klinisch-pharmakologischen Einrichtungen durchführbar. Auch vom Kostenaufwand ist die Zusammenfassung von Analysenanforderungen aus einem größeren Einzugsgebiet sinnvoll.

Dosierungsrichtlinien und -berechnung

Eine Theophyllinanwendung bei der Hauptindikation Asthma bronchiale erfolgt klinisch mit unterschiedlicher Zielstellung:
1. Zur Beseitigung der akuten obstruktiven Symptomatik (Status asthmaticus) — die Infusionstherapie ist hier die Methode der Wahl, deren Wirksamkeit bei ausreichenden Plasmakonzentrationen sicher und allgemein anerkannt ist;
2. die Anfallsprophylaxe mittels einer oralen Dauertherapie über Monate bis Jahre —

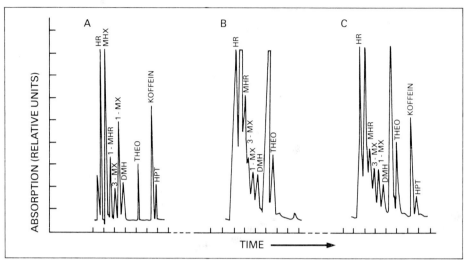

Abbildung 12: Chromatogramm von Theophyllin, Metaboliten und anderen Xanthinderivaten, HPLC, RP 8
A: Standardgemisch   B: Urin nach 180 mg Theo iv   C: Probe B mit 1:1
(STAIB *et al.*, 1979).

diese Therapieform gewinnt zunehmend beim Asthma bronchiale des Kindesalters an Bedeutung (WEINBERGER *et al.*, 1979).

Bei der Indikation im Perinatalzeitraum (Apnoe-Syndrom) sind im Vergleich zum Erwachsenenalter bzw. zum späteren Kindesalter durch die oben angeführten Besonderheiten der Elimination spezielle Dosierungsprobleme gegeben — es handelt sich in der Regel um eine mittelfristige Theophyllinanwendung (mehrere Tage bis Wochen) mit klinisch oft beeindruckender Wirksamkeit.

Vor der Darstellung von Dosierungsschemata sollen einige für die Theophyllintherapie grundlegende pharmakokinetische Zusammenhänge bei der intravenösen oder wiederholten oralen Applikation zusammengefaßt werden.

1. Die Infusion einer Substanz führt bei konstanter Infusionsrate R nach einer *nur* von der Halbwertszeit $t_{1/2}$ abhängigen Zeit zu einer bei weiterer Infusion gleichbleibenden Plasmakonzentration c_{ss} (Gleichgewicht zwischen Zustrom und Abstrom der Substanz, steady state), die nach der vier- bis fünffachen Halbwertszeit erreicht ist (Abb. 13 links);

2. eine wiederholte orale Applikation stellt eine periodisch unterbrochene Infusion dar, das Dosierungsintervall τ und die Größe der Dosis bestimmen die Höhe des maximalen Konzentrationswertes (peak), die Zeit bis zur Gleichgewichtseinstellung ist wie bei der Infusion nur von der Halbwertszeit abhängig (Abb. 13 rechts);

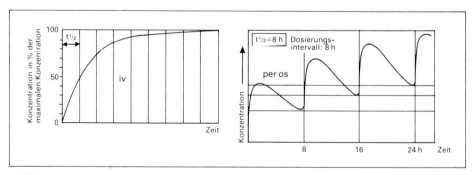

Abbildung 13: (aus FORTH/HENSCHLER/RUMMEL, 1975).

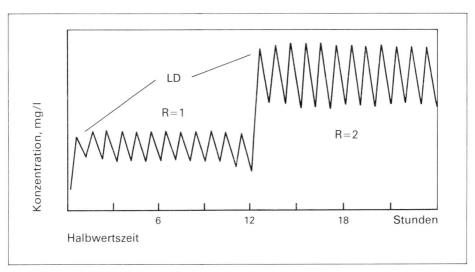

Abbildung 14: (nach RIETBROCK, 1979).

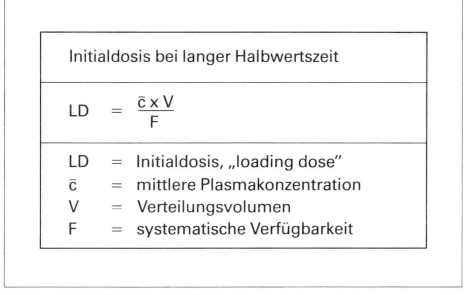

Abbildung 15: Initialdosis bei langer Halbwertszeit.

3. die Zeit bis zur Gleichgewichtseinstellung kann durch eine anfangs höhere Infusionsrate (Initialdosis) oder Dosis (LD; loading dose, Sättigungsdosis) abgekürzt werden, es kann so auch ein neues (höheres) Konzentrationsniveau bei bereits erfolgter Gleichgewichtseinstellung erreicht werden (Abb. 14);
4. bei wiederholter periodischer oraler Applikation oszilliert der Konzentrationswert um einen mittleren Wert, nach Einstellung des Gleichgewichts ist die Amplitude nur vom Dosierungsintervall abhängig. Diese Amplitude sollte besonders bei engem therapeutischen Bereich möglichst klein sein und sowohl eine Überschreitung dieses Bereiches nach oben als auch nach unten vermeiden.

Bei klinisch praktikablen Dosierungsintervallen sind beim Theophyllin häufig, besonders in den Nachtstunden, unterhalb des therapeutischen Bereichs liegende Konzentrationswerte zu beobachten, wenn nichtretardierte Zubereitungen verwendet werden, andererseits verbietet sich eine Erhöhung der Dosierung, weil dann toxische Konzentrationsbereiche berührt werden.

Die Retardpräparate führen durch eine protrahierte Freigabe des Theophyllins zu einer Glättung der oszillierenden Plasmakonzentrationskurve und damit zu einem der Infusionssituation ähnlicheren Verlauf; sie erlauben im günstigen Fall eine Verlängerung des Dosierungsintervalls und eine Dosiserhöhung ohne klinisch bedenkliche Verbreiterung des von den Plasmakonzentrationswerten überstrichenen Bereichs.

Für die **Infusionstherapie** wird nach Gabe einer loading dose, mit der bei einem mittleren Verteilungsvolumen von 0,5 l/kg eine Plasmakonzentration von 10 mg/l eingestellt würde (Berechnung Abb. 15), eine von den wahrscheinlichen Eliminationsbedingungen abhängige Erhaltungsinfusionsrate gegeben, die Werte können Nomogrammen entnommen werden (Abb. 16). Die Messung der Theophyllinkonzentrationswerte sollte 1, 12 und 24 Stunden nach Infusionsbeginn erfolgen.

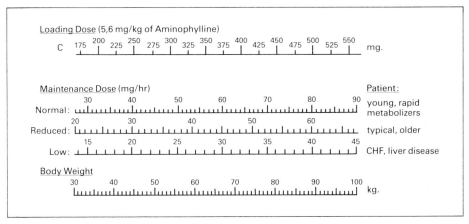

Abbildung 16: Nomogramm zur Theophyllindosierung bei Infusion (nach JUSKO *et al.*, 1977).

Loading Dose: Line C provides a loading dose of 5,6 mg/kg. Give concentrated solution at a rate not exceeding 50 mg/min. Give 0 to ½ of this dose if patients have received theophylline within 12 h.
Maintenance Dose: The infusion rate (in mg/h) is obtained from the intersection on the following lines.
Normal: Young patients expected to be rapid metabolizers.
Reduced: Typical oeder patients (over 50 years).
Low: Patients with congestive heart failure or liver disease.
Begin infusion soon after injection of the bolus. The rate of infusion is critical and must be checked frequently by nursing personnel.

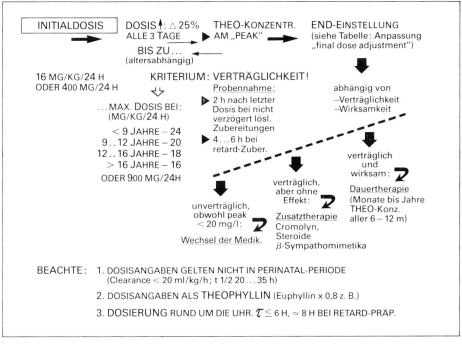

Abbildung 17: Dosierungseinstellung für orale Dauertherapie mit Theophyllin (I) (Schema nach HENDELES *et al.*, Am. J. Dis. Child. 132, 876, 1978).

ermittelter Serumwert Theophyllin (mg/l)	Anpassung der täglichen Dosis („final dose adjustment")	Bemerkungen zur Dosierungsanpassung und Beurteilung
< 5	100% ↑	— wenn symptomfrei, evtl. absetzen
5— 7,5	50% ↑	wiederholte Serum-Konzentrations-Messung
8—10	20% ↑	— wenn symptomfrei: *Erhöhung* zur Prophylaxe bei Infekt oder bei starker Allergenexposition *erforderlich*
11—13	vorsichtig ↑ 10% bei klin. Indik.	— wenn symptomfrei: keine Erhöhung — wenn Symptome bei Infekt oder körperlicher Belastung: Erhöhung
14—20	Ø evtl. 10% ↓ bei NW	— wenn „Durchbruch" von Symptomen am Ende des jeweiligen Dosierungsintervalls: Wechsel auf Präparat mit verzög. Freisetzung und wiederholte Bestimmung der Theophyllinwerte im Serum
21—25	10% ↓	— wenn keine NW; sonst > 10% ↓
26—30 31—35 > 35	25% ↓↓ 33% ↓↓↓ 50% ↓↓↓↓	— wenn keine NW: Auslassen der folgenden Dosis und Senkung der Tagesdosis, Kontrollen der Konzentration.

Tabelle 10: Dosierungseinstellung für orale Dauertherapie mit Theophyllin (II) (nach Hendeles *et al.*, 1978).

Für die Einstellung auf eine **orale Dauertherapie** mit Theophyllin sind zwei vom Ansatz her unterschiedliche Verfahren gebräuchlich.

1. Die klinisch am häufigsten angewendete Methode besteht im „Herantasten" an eine optimale Einstellung durch Rückkopplung zwischen Dosissteigerung und Plasmakonzentrationsmessung und anschließende Kontrolle der Effektivität anhand des klinischen Befundes. Das Verfahren wurde besonders von der Gruppe um HENDELES und WEINBERGER schematisiert und ist in Abbildung 17 und Tabelle 10 dargestellt. Eine entscheidende Voraussetzung für eine therapeutisch effektive Dosierung ist die Sicherung gleichbleibender Dosierungsintervalle während der gesamten Therapiedauer und eine Führung des Patienten analog anderer Formen von Langzeitarzneimittelanwendungen, wie z. B. bei der Insulinsubstitution beim juvenilen Diabetes.

2. Eine schnellere Einstellung auf eine orale Dauertherapie ist möglich, wenn man die aus einer meist voraufgegangenen Infusionstherapie ableitbaren individuellen kinetischen Parameter für eine Dosierungsberechnung verwendet und die Resultanten der so ermittelten Dosis (Maximal- und Minimalwerte im Plasma) kontrolliert und den klinischen Befunden zuordnet. Abbildung 18 veranschaulicht die Grundlagen dieses Vorgehens: Aus der Infusionsrate und der dabei routinemäßig ermittelten Plasmakonzentration (C_{ss}) ergibt sich die individuelle Clearance des Patienten, aus dem Dosierungsintervall, der Bioverfügbarkeit des zur Anwendung vorgesehenen Präparates und der angestrebten mittleren Plasmakonzentration ergibt sich die orale Einzeldosis. Ein Beispiel aus unseren Routinebestimmungen demonstriert die Brauchbarkeit des Verfahrens (Abb. 19): Bei einem 14jährigen Patienten mit Asthma bronchiale wurde über mehrere Tage ein Theophyllinpräparat infundiert. Die dabei errechnete Theophyllin-Clearance stimmt mit dem Clearancewert weitgehend überein, der aus einer Theophyllinkinetikbestimmung nach dem single-dose-Verfahren resultierte; die aus letzterer abgeleitete Dosierungsempfehlung für einen C_t-Wert = 10 mg/l wurde auf der Station aber nicht eingehalten (längeres Dosierungsintervall!). Der tatsächlich gemessene Wert weicht von dem mittleren berechneten Wert aus den Infusionsparametern nur um 4,3 bzw. 10,6% ab. Die Probenabnahme für diesen Wert erfolgte drei Stunden nach der letzten Dosierung.

Probenabnahmezeitpunkt:

Der Zeitpunkt der Probennahme zur Kontrolle der Plasmakonzentrationswerte richtet sich nach der damit verbundenen Fragestellung. In der Regel sollen die niedrigsten während einer Behandlung auftretenden Werte („trough") erfaßt werden, da diese für eine mögliche therapeutische „Lücke" und damit für Therapieversager einen Hinweis geben

---

$$D_{Oral} \cong \frac{\overline{C_t} \cdot R \cdot \tau}{C_{SS} \cdot F}$$

Achtung: R, C und D werden als Theo-Base berechnet
(240 mg Euphyllin = 180 mg Theo).

DA $\overline{C}_0$ EINE „MITTLERE" KONZENTRATION IST, MÜSSEN DURCH <u>KONZENTRATIONSMESSUNG</u> DIE
► HÖCHSTEN WERTE (PEAK→ NW ??) UND
► NIEDRIGSTEN WERTE (TROUGH→ WIRKUNGS-
<u>SCHWELLE !!!) ERFASST WERDEN.</u>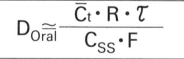
<u>ANPASSUNG VON TAGESDOSIS UND τ !</u>

D_{Oral} = EINZELDOSIS ORAL (MG/KG)
C_t = EINZUSTELLENDE MITTLERE
    PLASMAKONZENTRATION (MG/L)
τ = DOSIERUNGSINTERVALL (H)
R = INFUSIONSRATE (MG/KG/H)
C_{SS} = KONZENTRATION IM STEADY
    STATE UNTER INFUSION
F = BIOVERFÜGBARKEIT DES ORAL
    VERWENDETEN PRÄPARATS
    (100% = 1)

Abbildung 18: Dosierungseinstellung für orale Dauertherapie mit Theophyllin (III) — Clearance-Abschätzung mittels c_{ss} während Infusion — (modifiziert; Schema nach SLOTFELDT et al., Am. J. Hosp. Pharm. 37, 66, 1979).

THEOPHYLLIN-PLASMA-KONZ.   (BESTIMMUNG 24. 08. 79)

$$= 7,1 \text{ MG/L} = C_{SS}$$

(EUPHYLLIN-INFUSION 1055 MG/24 H
R = 0,662 MG THEO/KG H)

CLEARANCE-BERECHNUNG $(CL = R/C_{SS})$

Umrechnung von Euphyllin in
Theophyllinmonohydrat!

$$= 0,093 \text{ L/KG/H}$$

THEOPHYLLIN-KINETIK   (AM 30. 08. 79 EINMALIG 6,0 MG/KG IV.)

$$T_{1/2} = 5,0 \text{ H} \qquad V_D = 0,57 \text{ L/KG}$$

DOSIERUNGSBERECHNUNG

FÜR τ = 5 H

CLEARANCE-BERECHNUNG $(CL = V_D \cdot LN\, 2 / T_{1/2})$

$$\bar{C}_T = 10 \text{ MG/KG}$$

$$= 0,079 \text{ L/KG/H}$$

ALS LOAD.D. = **5,7** MG/KG

ALS DAUER.D. = **2,76** MG/KG

GEGEBEN WURDEN ALS LOAD.D. 5,7 MG/KG, DANN WEITER 2,76 MG/KG, ABER τ = 7 H!

DANACH ERGIBT SICH EINE BERECHNETE $\bar{C}_T$ $(\bar{C}_T = D_{ORAL}/CL \cdot \tau)$

(FÜR CL = 0,079) $\bar{C}_T$ = **4,9** MG/KG BZW. (FÜR CL = 0,093) $\bar{C}_T$ = **4,2** MG/KG

BESTIMMT WURDE (AM 01. 09. 79) : **4,7** MG/L

Abbildung 19: Beispiel für eine Dosierungseinstellung — erwartete und ermittelte Theophyllinkonzentration

— die Probennahme erfolgt unmittelbar vor der folgenden Dosierung. Soll dagegen der individuell vorhandene Abstand zu dem „toxischen" Konzentrationsbereich ermittelt werden („peak"), kann bei nicht verzögert freisetzenden Präparaten zwei Stunden nach der Dosierung und bei Retardpräparaten nach 4...6...8 Stunden eine Probe genommen werden.

Zur Ergänzung der bisherigen Ausführungen über Voraussetzungen, Methoden und Probleme der individuellen Therapie mit Theophyllin sollen **Ergebnisse einer statistischen Studie** dargestellt werden, die wir zur retrospektiven Auswertung unserer seit 1978 in Frankfurt gemeinsam mit den Pädiatern durchgeführten klinischen Routine-Theophyllinbestimmungen begonnen haben.
Ziel dieser Studie ist, mittels multilinearer Regressionsanalyse Einflußgrößen auf die Effektivität der Theophyllinanwendung bei Kindern zu erfassen.
Die Ergebnisse basieren auf einer Stichprobe von 39 Konzentrationsmessungen während Theophyllininfusion. Diesen Werten wurden aus den Krankenblättern entnommene Angaben (Alter, Gewicht, Geschlecht, Dosis, Zeitdauer der Infusion, Infusionsrate und die Atemfrequenzwerte vor und nach der Probennahme in definierten Zeitbereichen) zugeordnet.
Die Parameter wurden unter drei Aspekten mit einem IBM 370/148 — Computer nach einem BMD-Programm hinsichtlich ihrer Anpassung an die multilineare Regression $y = a + b_1 x_1 + \ldots + b_k x_k$ untersucht:
1. Theophyllinkonzentration als abhängige Variable (Tabellen 11.1 ... 11.3).
2. Zeitdauer bis Infusionsende nach der Probennahme („Restinfusionsdauer") als Maß der klinisch nach der vorliegenden Theophyllinkonzentration noch erforderlichen intravenösen Theophyllinapplikation (also der bis dahin erreichten Therapie-Effizienz; Tabellen 12.1 und 12.2) als abhängige Variable.

Variable	x̄	VK (%)	Grenzwerte min	max
Theophyllin-Konz. (mg/l) = y	7,76	50,4	3,2	23,2
log (Theoph.-Konz.)	0,842	22,6	0,51	1,37
Dosis (mg/24 h; Euphyllin)	411	52,9	90	800
Gewicht (kg)	26	55	5,2	52
Alter (Monate)	90,3	64	3	167
Infusionsdauer vor Probe (h)	43,6	47,6	13	82
Loading Dose (Ja—Nein)	0,69	67,5	0	1
Phenobarbital-Vorbeh. (Tage)	0,36	51,5	0	4
Phenobarbital-Dosis (mg, kum.)	29,2	54,6	0	350
Geschlecht (1 = M)	0,59	84,4	0	1

Tabelle 11.1: Univariate Statistik **Theophyllin-Konzentration** als abhängige Variable; $N = 39$.

Variable	% von R^2-Gesamt ($= 40,1\%$)	
Dosis	28,9	— um den %-Wert würde R^2
Gewicht	4,7	reduziert, wenn die Variable
Alter	6,4	aus der Regressionsgleichung
Infusionsdauer	0,9	eliminiert würde —
Loading Dose	1,8	
Phenobarb.-Vorbehandl.	0,09	
Phenobarbital-Dosis	0,02	
Geschlecht	0,09	

Tabelle 11.2: R^2-Anteil (%) jeder Variablen an der Regressionsgleichung für „log (Theoph.-Konz.)".

Anzahl der Variablen	unabhängige Variable („beste Gruppierung")	$R^2 \cdot 100$ ($= \%$)
1	Infusions-Dauer	6,4
2	Dosis, Gewicht	20
3	Dosis, Gewicht, Alter	37
4	Dosis, Gewicht, Alter, Load, Dose	38,5
5	Dosis, Gewicht, Alter, Load, Dose, Phenobarbital-Vorbehandl.-Dauer	39
6	Dosis, Gewicht, Alter, Load, Dose, Phenob.-Dauer, Phenob.-Dosis	40
7	Dosis, Gewicht, Alter, Load, Dose, Phenob.-Dauer, Phenob.-Dosis, Geschlecht	40,1

Tabelle 11.3: Analyse des Einflusses der *Anzahl und Art* der unabhängigen Variablen für das R^2 der Regressionsgleichung(en). *Beispiel:* „Theophyllin-Konzentration" als abhängige Variable.
Theophyllin-Plasma-Konzentration nach Euphyllin-Infusion bei Kindern — Regressionsanalyse zu Klinischen Daten (BMD-P1D; P2D, P9R/Health, sciences computing facility, Ucla; Rev. Nov. 1978) des ZK1 Univ. Frankfurt/M. (Staib, Klemme, Heinz und Wönne, Frankfurt/M. — Hamburg; in Vorbereitung.)

Variable	x	VK (%)	Grenzwerte	
			min	max
Rest-Infusions-Dauer (h)	39,8	66,7	13	94
Dosis (mg/24 h; Euphyl.)	459,1	51,1	120	800
Theo-Konz. (mg/l)	9,28	52	3,8	23,2
Alter	101,3	55	3	167
Gewicht	31,1	49	7	52
Atemfrequenz	27,3	35	16	52

Tabelle 12.1: Univariate Statistik **Rest-Infusions-Dauer**, $N = 16$, Parameter als Maß der „Therapie-Effizienz".

Variable	% von R^2-Gesamt ($= 58,7\%$)
Gewicht	24,7
Atemfrequenz	16,1
Dosis	2,2
Alter	1,1
log (Theo-Konz.)	0,8

Tabelle 12.2: R^2-Anteil (%) jeder Variablen an der Regressionsgleichung für „Rest-Infusions-Dauer".

Theophyllin-Plasma-Konzentration nach Euphyllin-Infusion bei Kindern — **Regressionsanalyse zu Klinischen Daten** (BMD-P1D; P2D, P9R/Health sciences computing facility, Ucla; Rev. Nov. 1978) des ZK1 Univ. Frankfurt/M. (Staib, Klemme, Heinz und Wönne, Frankfurt/M. — Hamburg; in Vorbereitung.)

3. Atemfrequenz bis zur dritten Stunde nach der Probennahme als Maß der von den anderen Variablen abhängigen Wirkungen am Atmungsapparat (Tabellen 13.1 und 13.2).

Die unabhängigen Variablen werden bei dieser Analyse einzeln und insgesamt bezüglich ihres Einflusses auf die als abhängige Variable definierte Größe untersucht und das Maß der Bestimmtheit dieses Einflusses berechnet.

Die in den Tabellen dargestellten Resultate lassen sich zu folgenden vorläufigen Aussagen zusammenfassen:

Die *Theophyllinkonzentration* wird zu 40% von den verwendeten Parametern bestimmt, den größten Einzeleinfluß üben Dosis, Alter und Körpergewicht aus; 60% der Varianz der Konzentration werden also von anderen als den untersuchten Parametern bestimmt.

Die *Rest-Infusionsdauer* wird zu rund 59% durch Gewicht, Atemfrequenz vor der Probennahme, Dosis, Alter und der Theophyllinkonzentration bestimmt; 41% der Varianz bleiben unerklärt.

Die *Atemfrequenz nach Probennahme* wird zu fast 75% durch die Theophyllinkonzentration, die Dosis, das Alter und das Körpergewicht bestimmt, nur 25% der Varianz der Atemfrequenz sind von anderen als den untersuchten Parametern abhängig.

Diese vorläufigen Ergebnisse zeigen, daß trotz des geringen Probenumfangs ein überraschend hohes Bestimmtheitsmaß zwischen Parametern, die die Kinetik des Theophyllins mitbestimmen, und den klinischen Kriterien für den therapeutischen Effekt in der untersuchten Patientengruppe besteht. Entsprechende Untersuchungen mit Digoxin (HEINZ und RIETBROCK, 1979) erbrachten bei wesentlich größerem Umfang der Stichprobe ein Bestimmtheitsmaß von 27 bzw. 21,4% des Einflusses der dort verwendeten Parameter auf die Digoxinkonzentration.

Variable	x	VK (%)	Grenzwerte min	max
Atemfrequenz 3[H] nach Proben-	26,8	37,8	16	52
nahme	459,1	51,1	120	800
Dosis (mg/24 H; Euphyl.)	9,28	52	3,8	23,2
Theo-Konz. (mg/l)	107,6	55	3	185
Alter	31,1	49	7	52
Gewicht				

Tabelle 13.1: Univariate Statistik **Atemfrequenz 3 h** *nach* **Probennahme** — Parameter als Maß der „Wirkung".

Variable	% von R^2-Gesamt (= 73,5%)
Log (Theo-Konz.)	16
Dosis	4,8
Alter	1,3
Gewicht	0,6

Tabelle 13.2: R^2-Anteil (%) jeder Variablen an der Regressionsgleichung „Atemfrequenz 3 h *nach* Probennahme".

Theophyllin-Plasma-Konzentration nach Euphyllin-Infusion bei Kindern — **Regressionsanalyse zu Klinischen Daten** (BMD-P1D; P2D; P9R/Health sciences computing facility, Ucla; Rev. Nov. 1978) des ZK1 Univ. Frankfurt/M. (Staib, Klemme, Heinz und Wönne Frankfurt/M. — Hamburg; in Vorbereitung.)

Einen wesentlichen Nutzen derartiger Auswertungen sehen wir im Ansatz einer gemeinsamen Therapiebeurteilung durch den Kliniker, Statistiker und klinischen Pharmakologen.
Der heutige Stand der therapeutischen Anwendung des Theophyllins ist ein Beispiel dafür, wie durch Einsatz klinisch-pharmakologischer Erkenntnisse und Gesetzmäßigkeiten Effektivität und Sicherheit bei der Arzneimitteltherapie erhöht werden können.

Literaturverzeichnis

ARANDA, J. V., SITAR, D. S., PARSONS, W. D., LOUGHNAN, P. M., NEIMS, A. H.: Pharmacokinetic Aspects of Theophylline in Premature Newborns. N. Engl. J. Med. *295*, 413 (1976).

BEAVO, J. A., ROGERS, N. L., CROFFORD, O. B., BAIRD, C. E., HARDMAN, J. G., SUTHERLAND, E. W., NEWMAN, F. V.: Effects of Phosphodiesterase Inhibitors on Cyclic AMP Levels and on Lipolysis. Ann. N. Y. Acad. Sci. *185*, 129 (1971).

BORNER, K., STAIB, A. H., SCHUPPAN, D., MOLZ, K. H., LISSNER, R., LICHEY, J.: Analytical Reliability of Methods to Determine Theophylline in Serum or Plasma. In: Methods in Clinical Pharmacology (eds., Rietbrock, N., Neuhaus, G., Woodcock, B. G.). Vieweg-Verlag, Braunschweig (im Druck).

BORY, C., BALTASSAT, P., PORTHAULT, M., BETHENOD, M., FREDERICH, A., ARANDA, J. V.: Metabolism of theophylline to caffeine in premature newborn infants. J. Pediatr. *94*, 988 (1979).

EICHLER, O.: Kaffee und Coffein. 2. Aufl. Springer-Verlag, Berlin, Heidelberg, New York, 1976.

ELLIS, E. F., KOYSOOKO, R., LEVY, G.: Pharmacokinetics of Theophylline in Children with Asthma. Pediatrics *58*, 542 (1976).

ELLIS, E. F.: Asthma in Childhood: Clinical Pharmacology of Theophylline in Asthmatic Children. New Directions in Asthma (ed. M. Stein) Americ. Coll. Chest Physic. Park Ridge, Ill., 1975, 317—323.

EPPEL, M. L., MACKAY, A., OLIVER, J. S., RAMSAY, L. E.: Factors Influencing the Dose of Oral Aminophylline. Brit. J. Clin. Pharmacol. *8*, 834p (1979).

FORTH, W., HENSCHLER, D., RUMMEL, W.: Allgemeine und spezielle Pharmakologie und Toxikologie. Bibl. Inst. Mannheim — Wien — Zürich 1975.

GAL, P., JUSKO, W. J., YURCHAK, A. M., FRANKLIN, B. A.: Theophylline Dispositon in Obesity. Clin. Pharmacol. Ther. *23*, 438 (1978).

GIACOIA, G., JUSKO, W. J., MENKE, J., KOUP, J. R.: Theophylline Pharmacokinetics in Premature Infants with Apnea. J. Pediatr. *89*, 829 (1976).

HEINZ, N., RIETBROCK, N.: Relationship between dose and Plasma Level of Digoxin and Patient Characteristics. Europ. J. Clin. Pharmacol. *15*, 109 (1979).

HENDELES, L., WEINBERGER, M., JOHNSON, G.: Monitoring Serum Theophylline Levels. Clin. Pharmacokin. *3*, 294 (1978).

HENDELES, L., WEINBERGER, M., WYATT, R.: Guide to Oral Theophylline Therapy for the Treatment of Chronic Asthma. Am. J. Dis. Child *132*, 876 (1978).

HUNTS, S. N., JUSKO, W. J., YURCHAK, A. M.: Effect of Smoking on Theophylline Disposition. Clin. Pharmacol. Ther. *19*, 546 (1976).

JENNE, J. W., NAGASAWA, H., McHUGH, R., MAC DONALD, F., WYSE, E.: Decreased theophylline half-life in cigarette smokers. Life Sciences *17*, 195, 1975.

JENNE, J. W., NAGASAWA, H. T., THOMPSON, R. D.: Relationship of Urinary Metabolites of Theophylline to Serum Theophylline Levels. Clin. Pharmacol. Ther. *19*, 375 (1976).

JUSKO, W. J., KOUP, J. R., VANCE, J. W., SCHENTAG, J. J., KURITZKY, P.: Intravenous Theophylline Therapy: Nomogram Guidelines. Ann. Intern. Med. *86*, 400 (1977).

JUSKO, W. J., SCHENTAG, J. J., CLARK, J. H., GARDNER, M., YURCHAK, A. M.: Enhanced Biotransformation of Theophylline in Marihuana and Tobacco Smokers. Clin. Pharmacol. Ther. *24*, 406 (1978).

KADLEC, G. J., LE THANH HA, JARBOE, C. H., RICHARDS, D., KARIBO, J. M.: Theophylline Half-Live in Infants and Young Children. Ann. Allergy *40*, 303 (1978).

KAPPAS, A., ALVARES, A. P., ANDERSON, K. E., PANTUCK, E. J., PANTUCK, C. B., CHANG, R., CONNEY, A. H.: Effect of Charcoal-Broiled Beef on Antipyrine and Theophylline Metabolism. Clin. Pharmacol. Ther. *23*, 445 (1978).

KELLERMANN, G., LUYTHEN-KELLERMANN, M.: Benzo (a) pyrene Metabolism and Plasma Elimination Rates of Phenacetin, Acetanilide and Theophylline in Man. Pharmacology *17*, 191 (1978).

KLOTZ, U.: Klinische Pharmakokinetik. G. Fischer Verlag, Stuttgart — New York 1979.

KOYSOOKO, R., ELLIS, E. F., LEVY, G.: Relationship between theophylline Concentration in Plasma and Saliva of Man. Clin. Pharmacol. Ther. *15*, 454 (1974).

LAWYER, C. H., KEPPEL, J., BARDANA, E. J.: Theophylline in Liver Disease. N. Engl. J. Med. *297*, 112 (1977).

LEVY, G., ELLIS, E. F., KOYSOOKO, R.: Indirect Plasma-Theophylline Monitoring in Asthmatic Children by Determination of Theophylline Concentration in Saliva. Pediatrics *53*, 873 (1974).

LOHMANN, S., MIECH, R. P.: Theophylline Metabolism by the Rat Liver Microsomal System. J. Pharmacol. exp. ther. *196*, 213 (1976).

LOUGHNAN, P. M., SITAR, D. S., OGILVIE, R. I., EISEN, A., FOX, Z., NEIMS, A. H.: Pharmacokinetic Analysis of the Disposition of Intravenous Theophylline in Young Children. Pediatrics *88*, 874 (1976).

MANGIONE, A., IMHOFF, T. E., LEE, R. V., SHUM, L. Y., JUSKO, W. J.: Pharmacokinetics of Theophylline in Hepatic Disease. Chest 73, 616 (1978).

MIECH, R. P., LOHMAN, S. M.: Metabolism and Pharmacodynamics of Theophylline. New Directions in Asthma (ed. M. Stein) Americ. Coll. Chest Physic. Park Ridge, Ill. 1975, 377—390.

MITENKO, P. A., OGILVIE, R. I.: Rapidly Achieved Plasma Concentration Plateaus, with Observations on Theophylline Kinetics. Clin. Pharmacol. Ther. 13, 329 (1972).

MITENKO, P. A., OGILVIE, R. I.: Pharmacokinetics of Intravenous Theophylline. Clin. Pharmacol. Ther. 14, 509 (1973).

NIELSEN-KUDSK, F., MAGNUSSEN, I., JAKOBSEN, P.: Pharmacokinetics of Theophylline in Ten Elderly Patients. Acta pharmacol. et toxicol 42, 226 (1978).

OGILVIE, R. I.: Clinical Pharmacokinetics of Theophylline. Clin. Pharmacokin. 3, 267 (1978).

PFEIFER, H. J., GREENBLATT, D. J., FRIEDMAN, P.: Effects of three Antibiotics on Theophylline Kinetics. Clin. Pharmacol. Ther. 26, 36 (1979).

PIAFSKY, K. M., OGILVIE, R. I.: Drug Therapy. Dosage of Theophylline in Bronchial Asthma. N. Engl. J. Med. 292, 1218 (1975).

PIAFSKY, K. M., SITAR, D. S., RANGNO, R. E., OGILVIE, R. I.: Theophylline Kinetics in Acute Pulmonary Edema. Clin. Pharmacol. Ther. 21, 310 (1977).

PIAFSKY, K. M., SITAR, D. S., RANGNO, R. E., OGILVIE, R. I.: Theophylline Disposition in Patients with Hepatic Cirrhosis. N. Engl. J. Med. 296, 1495 (1977).

POWELL, J. R., THIERCELIN, J. F., VOZEH, S., SANSOM, L., RIEGELMAN, S.: The Influence of Cigarette Smoking and Sex on Theophylline Disposition. Am. Rev. Resp. Dis. 116, 17 (1977).

RIETBROCK, N.: Wissenswertes über Pharmakokinetik. Kurse ärztl. Fortbil. 29, 483 (1979).

SCHACK, J. A., WAXLER, S. H.: An Ultraviolet Spectrophotometric Method for the Determination of Theophylline and Theobromine in Blood and Tissues. J. Pharmacol. exp. ther. 97, 283 (1949).

SIMONS, K. J., SIMONS, F. E., BRIGGS, C. J., LO, L.: Theophylline Protein Binding in Humans. J. Pharmac. Sci. 68, 252 (1979).

SLOTFELD, M. L., JOHNSON, C. E., GRAMBAU, G., WEG, J. G.: Reliability of Theophylline Clearance in Determining Chronic Oral Dosage Regimens. Am. J. Hosp. Pharm. 37, 66 (1977).

SPANGLER, D. L., KALOF, D. D., BLOOM, F. L., WITTIG, H. J.: Theophylline Bioavailability Following Oral Administration of Six Sustained-Release preparations. Ann. Allergy 40, 6 (1978).

STAIB, A., H., SCHUPPAN, D., LISSNER, R., ZILLY, W., v. BOMHARD, G., RICHTER, E.: Theophylline plasma Pharmacokinetics and Urinary Metabolite Pattern in Patients with Liver Diseases. Internat. Sympos. Methods in Clinical Pharmacology, Frankfurt/M., 1979. In: Methods in Clinical Pharmacology. (eds Rietbrock, N., Neuhaus, G., Woodcock, B. G.) Vieweg-Verlag, Braunschweig (im Druck).

WAXLER, S. H., SCHACK, J. A.: Administration of Aminophylline (Theophylline Ethylenediamine). J. Amer. Med. Ass. 143, 736 (1950).

WEINBERGER, M., HENDELES, L., BIGHLEY, L.: The Relation of Product Formulation to Absorption of Oral Theophylline. N. Engl. J. Med. 299, 852 (1978).

ZILLY, W., STAIB, A. H., EPPING, J., SCHUPPAN, D.: Der Einfluß von Rifampicin auf die Pharmakokinetik von Theophyllin. — 86. Tagung der Deutschen Gesellschaft für innere Medizin, Wiesbaden 13.—15. April 1980, Vortrag 180.

Anschrift des Verfassers:

Priv.-Doz. Dr. sc. med. A. H. Staib
Klinische Pharmakologie
Klinikum der J. W. G.-Universität
Frankfurt/M.
Theodor-Stern-Kai 7
D-6000 Frankfurt 70

Diskussion [Vortrag Staib]

Kuschinsky:
Ich wollte noch als Pharmakologe etwas hinzufügen, was mir sehr wichtig erscheint. Man hat ja früher schon gewußt, daß Theophyllin zentrale Wirkungen hat, Krämpfe erzeugen kann usw., aber neuere Untersuchungen haben gezeigt, daß sich die zentrale Wirkung auch darin äußert, daß die Nebennieren gewaltige Mengen von Adrenalin ausschütten, dagegen die Abgabe von Noradrenalin verhältnismäßig gering ist. Der Sympathikus wird also erregt, vorwiegend kommt es zu einer NNM-Anregung. Wir können uns nun vorstellen, daß bei der Asthmabehandlung nicht nur der periphere Theophyllineffekt (Spasmolyse) eine Rolle spielt, sondern daß diese Adrenalinausschüttung zu der Behebung eines asthmatischen Zustandes beiträgt.
Eine Bemerkung zur therapeutischen Dosis:
Wir haben ja gehört, daß man sich nicht darauf festlegen kann, wieviel im Einzelfall gegeben werden muß. Ich möchte als Beispiel auf das Rauchen hinweisen:
— Sie haben das ja erwähnt. — Es ist gewaltig, was ein Raucher an Theophyllin abbauen kann, die Wirkungsdauer wird auf die Hälfte reduziert. Das sollte man bei der Dosisfindung in der Therapie berücksichtigen.

Heinzow:
Ich habe zwei Fragen:
1. Verhalten sich Präparate, die neutralgelöstes Theophyllin und solche, die Theophyllin-Aethylendiamin enthalten, gleichartig?
2. Wie groß ist bei vorangegangener oraler Dauermedikation die Gefahr, in den toxischen Bereich zu kommen, wenn im akuten Asthmaanfall zusätzlich Theophyllin intravenös zugeführt wird?

Staib:
Zur ersten Frage:
Es bestehen zwar wesentliche Unterschiede hinsichtlich der Bioverfügbarkeit, z. B. zwischen einfachen Lösungen oder Tabletten einerseits und Retardzubereitungen andererseits. Die Unterschiede, die zwischen dem Euphyllin, also dem Aminophyllin, und reinen Theophyllinpräparaten bestehen, sind lediglich durch die unterschiedlichen Gewichtsanteile des Wirkstoffes Theophyllin gegeben. Es ist zwar tierexperimentell nachgewiesen, daß das Äthylendiamin eine bestimmte synergistische Wirkung zu Theophyllin aufweist, und von klinischer Seite wird immer wieder diskutiert, daß durch das Äthylendiamin zusätzliche Wirkungen eintreten. Dafür gibt es aber keine exakten Belege und systematischen Untersuchungen. Die Eliminationskonstanten von Aminophyllin und reinem Theophyllin können nach Untersuchungen von CALDWELL et al. (1978) geringfügige Unterschiede aufweisen. Die Eliminationshalbwertszeit von Aminophyllin ist danach größer als die von Theophyllin. Das sind allerdings Ergebnisse, die nur an kleinen Gruppen ermittelt wurden.
Zur zweiten Frage kann ich nur sagen, daß man eben hier eine Konzentrationsmessung durchführen muß. Wenn das technisch oder zeitlich nicht möglich ist und eine wirklich suffiziente Therapie vorausging (was im Einzelfall nur sehr schwer entschieden werden kann), muß man sehr vorsichtig dosieren.

Heinzow:
Dürfte man das so formulieren, daß bei Patienten, die mit oralem Theophyllin eingestellt sind, die Injektion von Theophyllin nicht Mittel der 1. Wahl ist, wenn trotz dieser Therapie ein Asthmaanfall auftritt?

Staib:
Nein, ich würde sagen, daß man, wenn man genau weiß, daß die Dosierung nicht durch irgendwelche andere Umstände (Compliance) insuffizient war, die Theophyllininfusion erst dann beginnen soll, wenn man einen Konzentrationswert vorliegen hat. In den meisten Fällen kann man aber nach unserer Erfahrung davon ausgehen, daß die Plasmatheophyllinkonzentrationen zu niedrig sind, wenn sich trotz vorausgegangener oraler Theophyllinmedikation die Asthmasymptomatik plötzlich entscheidend verschlimmert. Mit der anfangs oft einschleichenden Dosierung bei der Infusion kann bei genauer klinischer Beobachtung der Patienten dann auch kein Schaden angerichtet werden.

Hierholzer:
Herr Staib, ich frage mich, ob man genügend Zeit hat, hier eine Plasmakonzentrationsmessung durchzuführen und deren Ergebnis abzuwarten. Herr Borner direkt dazu?

Borner:
Wir machen doch gerade diese Messungen, weil es Todesfälle unter Theophyllin gegeben hat. Ich würde sehr dringend warnen, bei jemand, von dem man weiß, daß er oral vorbehandelt ist, in der Klinik ohne Spiegelbestimmung zu infundieren.

Hierholzer:

Ich möchte hier nicht falsch verstanden sein, ich habe nur gefragt, ob man die Zeit hat; nicht alle Patienten bekommen ihre Asthmaanfälle im Klinikum. Herr Völringer, möchten Sie dazu?

Völringer:

Drei Fragen schließen sich an:

Es gibt ja wenig Theophyllinpräparate in der Bundesrepublik, können Sie die biologische Verfügbarkeit dieser Präparate hier mal öffentlich nennen, z. B. vom Euphyllin retard. Es ist eine wichtige Frage, mit welcher biologischen Verfügbarkeit wir zu rechnen haben und zu welcher steady-state-Konzentration wir kommen.

Zweitens.

Sie haben in Ihrem therapeutischen Bereich eine Konzentration zwischen 10 und 20 angegeben, das würde bedeuten, daß wir sämtliche deutschen und amerikanischen Lehrbücher umschreiben müssen, denn es ist allgemein anerkannt, daß die Broncholyse bereits bei einer Konzentration von 5 mg/l beginnt. Ist das so, oder haben Sie neuere Erkenntnisse?

Und drittens, Herr Staib, die Dosierungsempfehlungen, die Sie hier aufgeführt haben, sind m. E. für den am Krankenbett tätigen Kliniker vollkommen verwirrend, glauben Sie wirklich, daß Sie bei einem Dosierungsintervall, das der Halbwertszeit des Pharmakons entspricht, einen maximalen und einen minimalen Konzentrationswert bestimmen müssen, um daraus dann erst Dosierungsempfehlungen abzuleiten?

Staib:

Um mit dem letzten anzufangen, Herr Völringer, es tut mir sehr leid, wenn ich hier Verwirrung gestiftet habe, meine Absicht ist es nicht gewesen, einer Konzentrationsbestimmung als Selbstzweck das Wort zu reden. Sondern ich habe darauf hinweisen wollen, daß wir bei einer Einstellung eines Patienten mit einer intermittierenden Applikationsweise einer Substanz wie Theophyllin in Abhängigkeit von Dosierungsintervallen und Einzeldosen damit rechnen müssen, daß die Schwankungen der Konzentrationswerte so groß sein können, daß diese aus dem therapeutischen Bereich herausfallen können und daß wir das bei einer Dauertherapie vermeiden sollten.

2. Ich setze voraus, daß die Angabe, bei 5 mg/l beginnt eine Broncholyse, zutreffend ist. Es kommt hier aber nicht darauf an, eine Schwellenwirkung, sondern eine therapeutisch sichere Wirkung einzustellen. Die entsprechenden Untersuchungen, z. B. der Gruppe um WEINBERGER, zeigen eindeutig, daß diese Schwellenwirkung offensichtlich nicht ausreicht, um eine genügend sichere protektive respektive therapeutische Wirkung, z. B. beim Status, zu haben. Die klinischen Erfahrungen entsprechen dem weitgehend. Meiner Ansicht nach ist es verfehlt, aus einer einzigen Literaturstelle abzuleiten, daß es ausreicht, eine Dosierung zu wählen, mit der etwa 5 mg/l eingestellt werden, wenn in einer Reihe anderer Publikationen diesem Bereich nicht der Charakter einer therapeutisch ausreichenden Konzentration zuerkannt werden konnte.

Kewitz:

Ich muß noch einmal auf Herrn Völringer eingehen. Vieles von dem, was er gesagt hat, wollte ich auch sagen. Das Problem liegt doch darin, daß wir sehr häufig Patienten behandeln, ohne zu wissen, ob überhaupt eine ausreichende Konzentration im Blut erreicht wird. Und was uns interessiert, ist

1. wie wird Theophyllin bzw. Amiophyllin aus diesen Präparaten resorbiert, also die biologische Verfügbarkeit, und

2. warum ist die individuelle Schwankung der Blutkonzentration bei Einnahme gleicher Präparate so ungeheuer groß.

Wir möchten gerne wissen, welches Präparat führt in welcher Dosierung mit welchen Intervallen zu ausreichenden Konzentrationen und bei welchen Patienten müssen wir bevorzugt mit einer verminderten Resorbierbarkeit oder mit einem beschleunigten Abbau rechnen. Das ist die Frage.

Staib:

Diese Frage, Herr Kewitz, betrifft genau das, was ich ausgeführt habe, nämlich: die individuellen Variationen der Elimination und der Verfügbarkeit sind es, die ein solches allgemeingültiges Schema und eine entsprechende Empfehlung eines Präparates einfach nicht gestatten. Deswegen muß ich individuell messen und dosieren. Die Frage nach der Bioverfügbarkeit der einzelnen Präparate ist zu beantworten: bei Präparaten vom nichtverzögerten Typ können wir mit einer Bioverfügbarkeit nahe 100% rechnen. Nahe heißt in diesem Falle von 95—100%.

Kewitz:

Und in alkoholischer Lösung? In Dragees?

Staib:

Die Bioverfügbarkeit liegt in allen Fällen in diesem Bereich. Das entspricht auch Untersuchungen von verschiedenen amerikanischen Arbeitsgruppen, die eine Bioverfügbarkeit von nahezu 100% bei einfachen wäßrigen und alkoholischen Lösungen gefunden haben. Bei den Retardzubereitungen, die auf dem amerikanischen Markt erreichbar sind, schwanken die Bioverfügbarkeiten zwischen 48% und 100%. In Deutschland sind dementsprechende Untersuchungen noch nicht publiziert worden. Wir haben solche Untersuchungen begonnen und beim Euphyllin-retard gefunden, daß eine im Einzelfall außerordentlich verzögerte und variable Freigabe und Absorption vorliegen kann und dadurch zwischen Applikation und dem Erreichen eines peak-Wertes 4 bis 24 Stunden vergehen können. Und das kann man weder voraussagen noch schematisieren.

Was Sie schematisieren können, ist die Methode der Dosisfindung: entweder aus den Infusionsparametern eine individuelle Eliminationsrate abzuleiten, oder sich durch Probedosen und Kontrolle der Konzentrationswerte an die individuelle optimale Dosierung heranzutasten.

Rietbrock:
Ich wollte doch noch etwas sagen zur Bioverfügbarkeit; Herr Kewitz legt großen Wert darauf, weil er in der Transparenz-Kommission ist. Wir haben alkoholische Lösungen und Tabletten untersucht. Ich kann nur bestätigen, was Herr Staib gesagt hat. Die Bioverfügbarkeit dieser Zubereitungen liegt nahezu bei 100%.

Die peak-Konzentration wird im Einzelfalle früher oder später erreicht. In Zusammenarbeit mit Herrn Frömming haben wir 4 Präparate geprüft und ein Maximum bei allen Präparationen nach ungefähr 1 Stunde gefunden. Retard-Präparate sind nicht abschließend untersucht, wir können aber auch in der Klinik bei Konzentrationsbestimmungen feststellen, daß Patienten, die ein Retard-Präparat bekommen, eben bei Anwendung des vom Hersteller empfohlenen Dosierungsschemas zu niedrige Konzentrationen aufweisen.

Hierholzer:
Ich glaube, diese Frage ist jetzt exakt beantwortet. Noch eine Wortmeldung?

Ritschel:
Ich wollte auf die Bemerkung Bezug nehmen, daß die Kliniker mit der Kinetik zu verwirren seien, und erwähnen, daß wir grundsätzlich alle Patienten in unserer Klinik durch Blutspiegelbestimmungen monitoren. Von jedem Patienten, der zur Dauertherapie mit Theophyllin ausersehen ist, wird eine Kinetik gemacht und auf kinetischer Grundlage die Dosierung festgelegt. Das ist bei uns ein absolut normales Vorgehen. Und da wird niemand verwirrt. Außerdem machen wir die Bestimmung der Dosierung wesentlich einfacher mit der von uns entwickelten one point method. Wir nehmen nur 2 Blutabnahmen vor und sind damit in der Lage, für den einzelnen Patienten nicht nur dessen Ausscheidungskinetik zu bestimmen, sondern auch gleichzeitig ein verändertes Verteilungsvolumen zu erfassen. All die Übersichten mit Halbwertszeiten, mit Verteilungsvolumina sind sehr schön. Man weiß, daß das Verteilungsvolumen des Theophyllins zwischen 0,3 und 0,9 ml/g schwanken kann, das ist eine große Variation. Aber eben beim einzelnen kennt man den Wert des Verteilungsvolumens nicht, man muß es bestimmen, das ist die einfachste Möglichkeit, und das geht sehr gut. Zur Bioverfügbarkeit wurde erwähnt, daß in Amerika Untersuchungen zu Faktoren zwischen 0,4 und 1 kamen. Das ist richtig. Ich muß aber sagen, daß ein Präparat mit einer Bioverfügbarkeit von 40% garantiert innerhalb von 4 Wochen vom Markt verschwunden ist.

Hierholzer:
Darf ich Sie noch einmal bitten, Ihren Namen und die Institution Ihrer Klinik zu nennen.

Ritschel:
Prof. Dr. med. W. A. Ritschel, University of Cincinnati/Ohio.

Hierholzer:
Sind noch weitere Bemerkungen, Kommentare oder Fragen? Ich möchte darauf hinweisen, daß man bei sehr kleinen Untersuchungszahlen, N = 2, den Gesamtschwankungsbereich angeben sollte.

Abteilung für Nieren- und Hochdruckkranke
Peter Friedrich Ludwig Hospital, Oldenburg

Serum-Kreatinin, Messung und Aussagekraft

R. Baethke

Einleitung

Kreatinin (2-Imino-1-Methylimazolidin-4-on) ist ein spontan, d. h. nicht-enzymatisch entstehendes Umwandlungsprodukt des Kreatins bzw. Kreatinphosphats, dessen Bildung ein konstantes Verhältnis zum Gesamtkreatin aufweist [1]. Seine Elimination erfolgt überwiegend renal — wenngleich nicht ausschließlich [2]; die Ausscheidung ist somit der Muskelmasse annähernd proportional und gilt üblicherweise als eine „individuelle Konstante" des Menschen [3].

Aus dem Fließgleichgewicht zwischen Entstehung und Elimination resultiert die *Kreatininkonzentration im Serum*, deren Kenntnis ohne größeren Aufwand einen Hinweis darauf geben kann, ob eine Niereninsuffizienz vorliegt. Zu untersuchen ist die Brauchbarkeit dieses Laborwertes unter praktisch-klinischen Aspekten. Die mittlerweile 40jährige Kontroverse darüber, ob die *endogene Kreatininclearance* nicht eine überlegene Methode darstelle [4, 5, 6, 7, 8], soll dabei nur gestreift werden.

Kliniker brauchen nur recht selten Kenntnis über die Größe der glomerulären Filtrationsrate oder des renalen Blutdurchflusses. Sie interessieren sich in der Regel dafür
— ob die Nierenfunktion intakt oder eingeschränkt ist,
— in welchem Ausmaß dies ungefähr der Fall ist
— und ob in dieser Hinsicht Änderungen vor sich gehen.
Lassen sich diese Erfordernisse aus der Kreatininkonzentration im Serum allein ableiten?

Analytische Methodik

Die Kreatininbestimmung wird als Screening-Verfahren allgemein so geschätzt, daß man mangelnde Spezifität und somit Richtigkeit der Resultate bislang weitgehend in Kauf genommen hat [9]. Die außerordentlich vielfältigen Methoden und ihre Modifikationen unterscheiden sich im Prinzip, im Versuch der Ausschaltung von Störfaktoren, der Art des Analysesystems (Laborautomaten) und dem Meßvorgang (Endpunkt bzw. Kinetik).

a) Kolorimetrische Methoden [10]

Verwendung findet in der Regel alkalisches Pikrat, also die sogenannte *Jaffé-Reaktion,* wesentlich seltener o-Nitrobenzaldehyd oder 3,5-Dinitrobenzoesäure bzw. 1,4-Naphthochinon-2-Kaliumsulfonat.

Weil unterschiedliche Reagenzkonzentrationen, pH-Bedingungen, Temperatur- und Zeitkonstanz die Störfaktoren allein nicht beseitigen können, erfolgen wahlweise außerdem
— Enteiweißung (Trichloressigsäure, Na-Wolframat)
— Chemische Vorbehandlung (Ceriumsulfat, Na-Dodecylsulfat, Jod/Äther)
— Differenzmessung nach enzymatischem Abbau
— Dialyse (zumeist bei Laborautomaten)
— Kinetische Analyse der Farbkomplexbildung
— Adsorption an Aluminiumsilikate oder Ionenaustauscher
Wie die Ringversuche der kassenärztlichen Vereinigungen zeigen, wird auch derzeit noch die Jaffé-Reaktion eindeutig bevorzugt [11], obwohl über die Art des dabei entstehenden Farbkomplexes nach rund 90 Jahren immer noch Meinungsverschiedenheiten auftreten [12]. Wahrscheinlich handelt es sich um einen sogenannten Janovsky-Komplex. Praktisch weitaus bedeutsamer ist natürlich die Tatsache, daß über 50 interferierende Substanzen bekannt sind [13, 14, 15], in erster Linie Ketone und Amine. Eine Auswahl gibt Tabelle I wieder.

Dabei irritiert besonders, daß *unspezifische Chromogene* sich selbst dann verfälschend auswirken, wenn keine erkennbare Stoffwechselerkrankung (z. B. ketoazidotisches Coma) und keine Medikamenteneinnahme zu gewärtigen sind. Nur so ist zu verstehen, daß man jahrzehntelang nicht verläßlich wußte, ob Kreatinin als Verbindung im Serum tatsächlich vorkommt [16].

Acetessigsäure	Guanidine
Aceton	Harnsäure
Aminohippursäure	Hydantoin
Arginin	L-Dopa
Ascorbinsäure	Methyldopa
Bromsulfalein	2-Oxoglutarsäure
Fructose	Phenolsulphonphthalein
Glucose	Pyruvat
Glycocyamin	Resorcinol
Glycocyamidin	(Bilirubin)

Tabelle 1: Beispiele interferierender Substanzen bei herkömmlichen Methoden der Kreatininbestimmung.

b) Enzymatische Methoden

Der Nachweis erfolgt hier über eine schon länger bekannte Kreatinbestimmung [15], der als geschwindigkeitsbestimmender Schritt eine Spaltung des Kreatinins zu Kreatin vorausgeht. Es findet dazu eine *Kreatininamidohydrolase* (EC 3.5.2.-) Verwendung. Der schließlich resultierende NADH-Verbrauch ist der Kreatininkonzentration proportional (Abb. 1).

Dieser Ansatz ist elegant, die Handhabung relativ einfach. Die Messung kann als Endpunktbestimmung erfolgen* [18] oder auf kinetischer Basis [19] und ist der Automatisierung zugänglich. Interferenzen durch Kreatin oder Pyruvat lassen sich durch Mitführen eines Probenleerwertes oder durch einen Vorlauf beseitigen. Sonstige Störgrößen sind gering (Hämolyse, ausgeprägte Hyperlipidämie, Oxalat, Azidifizierung), die Spezifität ist somit hoch. Der Probenbedarf liegt bei 0,1—0,5 ml Serum oder Plasma.

Berichtet wurde schließlich noch vom Einsatz einer ionenselektiven Elektrode zur Bestimmung von Kreatinin [20]. Voraussetzung ist in diesem Fall die enzymatische Spaltung der Substanz durch *Kreatininase* (EC 3.5.4.-) zu N-Methylhydantoin und Ammoniak.

---

* Testsatz der Fa. Boehringer, Mannheim

Kreatinin + H$_2$O	$\dfrac{\text{Kreatinin-}}{\text{hydrolase}}$	Kreatin
Kreatin + ATP	$\dfrac{\text{Kreatin-}}{\text{kinase}}$	Kreatin-P + ADP
P-enolpyruvat	$\dfrac{\text{Pyruvat-}}{\text{kinase}}$	Pyruvat + ATP
Pyruvat + NADH + H$^+$	$\dfrac{\text{Laktat-}}{\text{dehydrogenase}}$	Laktat + NAD$^+$

Abbildung 1: Reaktionsschema der enzymatischen Analyse.

c) Chromatographische Methoden

In letzter Zeit erheben Verfahren mit Hochdruck-Flüssigkeits-Chromatographie und anschließender Quantifizierung des Kreatinins durch UV-Spektrophotometrie [21, 22] einen Anspruch als Referenzmethode mit klinischer Anwendbarkeit: Probenbedarf 10—100 µl Serum oder Plasma, Analysendauer 5—30 Minuten. Auf dem Weg zu einer *definitiven Bezugsmethode* scheint sich schließlich die kombinierte Anwendung von Gaschromatographie und Massenspektrometrie zu befinden [23].

Ein Vergleich aller geläufigen Methoden ist fast undurchführbar [9]. Bei der Verwendung von Pikrat wird mutmaßlich der kinetischen Auswertung ein Vorzug einzuräumen sein [24]. Die Absorption des Kreatinins an Fuller-Erde hat sich in der Praxis nie recht durchgesetzt; ob eines der chromatographischen Verfahren dies tun kann, dürfte entscheidend von der Ausstattung unserer Kliniklabors in der Zukunft abhängen. Die enzymatisch erhobenen Befunde stimmen nach ersten Vergleichsuntersuchungen gut mit den Ergebnissen der Massenfragmentographie überein [25].

Reproduzierbarkeit

Im Konzentrationsbereich an der oberen Normgrenze liegt der *Variationskoeffizient unterschiedlicher Laboratorien mit vergleichbarer Methodik* bei etwa 7 bis 11% [8, 9, 11], in allenfalls ähnlicher Größenordnung wird die *intraindividuelle biologische Variablität* vermutet [8]. Spontane Tagesschwankungen, Nahrungsaufnahme, Diurese und körperliche Belastungen bedingen keine klinisch relevanten Einflüsse [26].

Bezugsgrößen

Aufgrund der analytischen Problematik lassen sich Normalbereiche, also 95%-Toleranzgrenzen, nur beispielhaft anführen. Definitionsgemäß werden 5% aller Personen Konzentrationen außerhalb dieser Grenzen aufweisen. Es gibt Anlaß, darauf gesondert hinzuweisen, weil es gelegentlich Schwierigkeiten macht, Kollegen davon zu überzeugen, daß ihr Patient nach allen sonstigen Kriterien trotz ständig „leicht erhöhten" Kreatinins als völlig nierengesund zu gelten habe.

a) Normalwerte im Kindesalter

Zutreffende Werte bei niedrigen Konzentrationen benötigt vor allem die Pädiatrie aufgrund der Al-

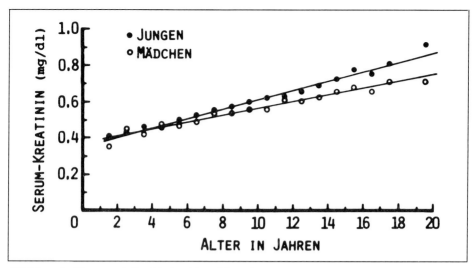

Abbildung 2: Alters- und Geschlechtsabhängigkeit der Kreatininkonzentration im Serum bei Kindern und Jugendlichen [27].

	Alkalisches Pikrat ohne Enteiweißung	Vollenzymatisches Verfahren
Männer	0,7—1,2	0,55—1,10
Frauen	0,5—1,0	0,47—0,90

Tabelle II: Geläufige Angaben über Normalbereiche (mg/dl) der Kreatininkonzentration im Serum bei Erwachsenen [64, 65].

tersabhängigkeit des Serumkreatinins bis etwa zum 20. Lebensjahr (Abb. 2). Geschlechtsunterschiede sind offensichtlich erst von der Pubertät [27] an zu berücksichtigen. Bei Bestimmung von „wahrem" Kreatinin nach Absorption an Fuller-Erde sind natürlich noch etwas geringere Konzentrationen zu erwarten als hier dargestellt [28].

b) Normalbereich für Erwachsene

In Tabelle II nebeneinandergestellt finden sich Angaben, die repräsentativ sein dürften; es muß sich letztlich aber heute noch jedes verantwortungsbewußte Labor eigene Bezugsgrößen erarbeiten. Die mittleren Konzentrationen der Jaffé-Methode liegen in diesem Fall also 10—15% über den enzymatisch gewonnenen Werten. Eine korrigierende Umrechnung läßt sich allerdings nicht vornehmen, weil eine nur mäßige Korrelation besteht (in Vergleichsuntersuchungen fanden wir r = 0,85 bei 23 Datenpaaren im Normbereich). Bei krankhaft deutlich erhöhten Kreatininkonzentrationen stören die unspezifischen Chromogene weniger (Abb. 3). Aber gerade im oberen Grenzbereich der Norm möchte man besonders sichergehen.
Es ist zu betonen, daß die Kreatininwerte bis in das hohe Alter hinein weitgehend konstant bleiben [8]. Abweichende Ansichten mancher Kliniker beruhen lediglich auf dem zunehmenden Krankheitsrisiko, z. B. durch Gefäßprozesse und Prostatahyperplasien. Eine einwandfrei normale Kreatininkonzentration sagt wohlverstanden aber nur aus, daß die Nierenfunktion sich *altersentsprechend* unauffällig verhält.

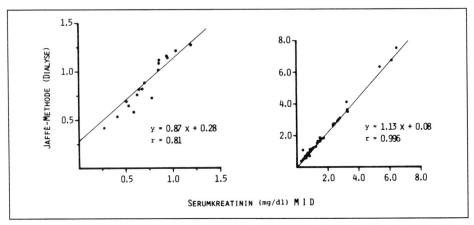

Abbildung 3: Methodenvergleich zwischen Massenfragmentographie („multiple ion detector") und Bestimmungen mit dem Autoanalyser [23].

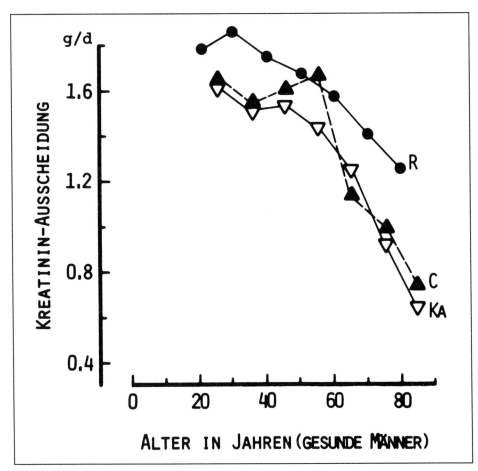

Abbildung 4: Tägliche Kreatininausscheidung bei gesunden Männern in Abhängigkeit vom Lebensalter — aus [8] (Rowe *et al.* [31], Cockroft und Gault [42], Kampmann *et al.* [30]).

c) Besonderheiten beim alten Menschen

In absoluten Werten ist die Clearance beim alternden Menschen selbstverständlich *herabgesetzt* [29, 30, 31]. Der scheinbare Widerspruch zum *unverändert* bleibenden Serumkreatinin erklärt sich aus dem Rückgang der renalen Kreatininausscheidung, beginnend schon in der vierten Dekade des Lebens (Abb. 4). Bei älteren Patienten hat die Arzneimitteltherapie also zu berücksichtigen, daß trotz normaler Kreatininkonzentration im Serum bei überwiegend renal eliminierten Pharmaka evtl. bereits zurückhaltender zu dosieren ist [32]. Die Clearance kann allein altersphysiologisch schließlich absinken bis auf ca. 60% junger Erwachsener [33].

d) Besonderheiten in der Schwangerschaft

Anders verhält es sich wiederum in der Gravidität. Vor allem die glomeruläre Filtrationsrate kann hier zeitweilig bis über 50% der Ausgangswerte ansteigen, gefolgt von einer deutlichen *Erniedrigung* der Serum-Kreatininwerte. Jeder Arzt muß daher spätestens aufmerken, wenn im Rahmen einer Schwangerschaftsüberwachung Konzentrationen im oberen „Normal"-Bereich zu beobachten sein sollten!

Kreatininkonzentration und Nierenfunktion

Abbildung 5 zeigt eine der vielen Darstellungen über die Beziehung zwischen Serumkreatinin und Verhalten der Nierenfunktion, mit denen der Kliniker wenig anzufangen weiß. Allenfalls ließe sich daraus ablesen, daß beispielsweise bei einem Kreatinin von 2 mg/dl die glomeruläre Filtrationsrate (stellvertretend für die renale Gesamtleistung) ca. 15 ml/min betragen kann, aber auch das Vierfache, nämlich 60 ml/min!
Es ist bereits zum Ausdruck gekommen, daß Geschlechts- und Altersunterschiede mitverantwortlich sind für diese enorme Variationsbreite, erklärlich im wesentlichen durch ihren Einfluß auf die Muskulatur* der jeweiligen Patienten.
Eine Bestimmung der fettfreien Körpermasse (Abb. 6) zeigt diese Abhängigkeit am direktesten: Frauen und Männer, Kinder und Erwachsene verhalten sich hinsichtlich der Kreatininausscheidung im Urin — und mithin wohl auch der Produktion — völlig einheitlich [34]. Würde man also über ^{40}K-Messungen verfügen, ließe sich die Präzision von Schlußfolgerungen aus der Kreatininkonzentration im Serum auf die Nierenfunktion ganz beträchtlich steigern. Leider ist das kein praktikabler Weg.

Abschätzung der endogenen Kreatininclearance

Dieser 1935 eingeführte Test [35] ist zwar wenig belästigend für die Patienten, aber in der ambulanten Praxis nur umständlich zu handhaben und selbst unter stationären Bedingungen in hohem Maße fehleranfällig. Bei Kindern ist eine korrekte Durchführung häufig genug vollends in Frage gestellt.
Seit über 20 Jahren werden daher Versuche unternommen, Näherungsverfahren zu entwickeln, die eine Abschätzung der Kreatininclearance allein aus der Serumkonzentration erlauben sollen. Abweichend von dem Protagonisten EFFERSOE [36] haben die Autoren dabei zumeist eine *hyperbole Beziehung* zwischen Clearance und Serumwert zugrunde gelegt, sicher aus praktischen Erwägungen. Empirisch lassen sich den Sammelkollektiven nämlich eher *Potenzfunktionen* zuordnen [36, 37, 38, 39], und auch theoretisch ist erkennbar, daß die Vorbedingungen für eine Hyperbelanpassung sensu strictiori nicht erfüllt sind. Aus einer Vielzahl von Vorschlägen [38], deren Handhabung ohne wesentlichen Re-

---

* κρεαϛ: das Fleisch

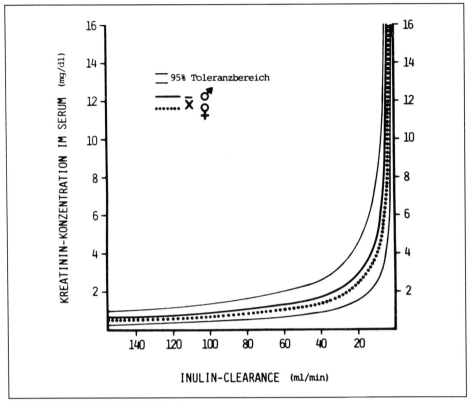

Abbildung 5: Relation von Kreatininkonzentration im Serum (mg/dl) zur Inulinclearance (ml/min). Der gemeinsamen Mittelwertskurve für Männer und Frauen entspricht die Gleichung.

$$y = 23,3 \, x^{-0,723} \text{ (Autoanalyser; n = 121)}$$

Linearisierung durch beidachsig logarithmische Transformation [7].

chenaufwand möglich ist, folgt eine Auswahl in Tabelle III. Sie basieren auf jeweils gängigen Bestimmungsmethoden des Kreatinins, zumeist mit dem Technicon Autoanalyser, für den relativ hoch liegende Normalbereiche gelten.

In Formel I fehlt die Berücksichtigung der Altersabhängigkeit, trotzdem ist sie für die schnelle Orientierung überaus empfehlenswert, vor allem wenn junge Kollegen keine rechte Vorstellung damit verbinden können, welches Ausmaß an Funktionsverlust eine bestimmte Kreatininkonzentration bedeutet. Sie eignet sich auch zur — unerläßlichen — Plausibilitätskontrolle der Ergebnisse von konventionellen Clearanceuntersuchungen.*

Formel II verzichtet auf die Einbeziehung des Körpergewichtes, was sich allerdings durch Multiplikation mit dem Quotienten G/58 nachholen läßt. Dadurch wird die Rechnerei etwas beschwerlicher; es gibt jedoch bereits einen Rechenschieber**, der einem diese Mühsal abnimmt und nicht nur präparatgebunden verwendbar ist [43].

* Einfachste Methode bei Konzentrationsangaben in SI-Einheiten: Cl_{Kr} (ml/min) $\approx 10^4/S_{Kr}$ (μmol/l)
** Extramycin®-Dosierungsrechner, Fa. Bayer

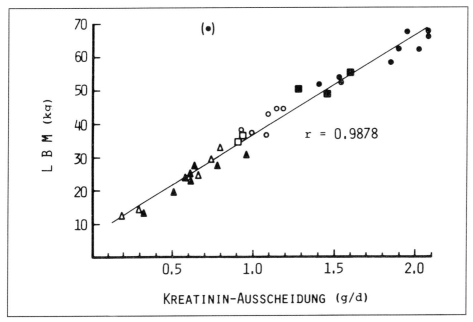

Abbildung 6: Beziehungen zwischen Kreatininausscheidung im Urin und sog. fettfreier Körpermasse (jeweils Mehrfachbestimmungen [34].

Ausgefüllte Symbole: männliche ⎱ Probanden   Kreise: junge ⎱
offene Symbole: weibliche ⎰   Quadrate: ältere ⎬ Erwachsene
                                        Dreiecke: Kinder ⎰

Formel III und das damit weitgehend übereinstimmende Nomogramm von Siersbaek-Nielsen u. Mitarbeitern (Abb. 7) sind mutmaßlich am häufigsten in Gebrauch. Eine Auswertung der Befunde dieser Arbeitsgruppe führt auch zahlenmäßig zu einer fast identischen Beziehung [44, 45]. Diese Gleichung bildet ebenfalls die Grundlage eines Rechenschiebers zur Dosisanpassung eines Medikamentes bei Niereninsuffizienz*.

Für Kinder wurden die Näherungsgleichungen in Tabelle IV vorgeschlagen. Die Abweichung zwischen den beiden oberen, im Ansatz identischen Formeln ist offenkundig methodisch bedingt. Von der erstgenannten Autorengruppe ist das Glomerulusfiltrat als Inulin- bzw. Kreatininclearance bestimmt worden, die Kreatininkonzentration durch Autoanalyser. Die zweite Arbeitsgruppe hat eine Verwendung von ^{51}Cr-EDTA und „wahrem Kreatinin" im Serum (Ionenaustauscher) bevorzugt.

Bekanntlich ist die glomeruläre Filtrationsrate, bezogen auf die Körperoberfläche, bei Kindern erst im Alter von 1 bis 2 Jahren mit Erwachsenenwerten vergleichbar. Für Säuglinge, die in diese Untersuchungen einbezogen wurden, setzt eine korrekte Beurteilung der geschätzten Clearance also den Vergleich mit altersentsprechenden Standardwerten voraus, ähnlich der Situation beim alternden Menschen.

Bewertung der Schätzverfahren

Bringt ein derartiges Vorgehen wirklich Gewinn? Nun, zumindest wohl keine Nachteile gegenüber der notorisch störanfälligen endogenen Kreatininclearance mit Urinsamm-

* Digotab®-Rechenstab, Asta-Werke AG.

	Näherungsformel	Referenz
I	$Cl_{Kr} = \dfrac{G}{S_{Kr}}$	Robson 1977
II	$Cl_{Kr} = \dfrac{98 - 0{,}8\,(a - 20)}{S_{Kr}}$	Jelliffe 1971/73
III	$Cl_{Kr} = \dfrac{(140 - a)\,G}{72\,S_{Kr}}$	Cockroft und Gault 1974/76

Bei Frauen sind vom Ergebnis — je nach Korpulenz — 10—20% abzuziehen.

Cl_{Kr}: Endogene Clearance (ml/min × 1,73 m²)
S_{Kr}: Kreatininkonzentration im Serum (mg/dl)
G: Körpergewicht (kg)
a: Lebensalter (Jahre)

Tabelle III: Approximationen der endogenen Kreatininclearance anhand der Serumkonzentration im Fließgleichgewicht bei Erwachsenen [40—42].

	Näherungsformel	Referenz
I	$GFR = \dfrac{0{,}55\,L}{S_{Kr}}$	Schwartz et al. 1976
II	$GFR = \dfrac{0{,}43\,L}{S_{Kr}}$	Counahan et al. 1976
III	$Cl_{Kr} = \dfrac{3{,}5a + 23{,}6}{S_{Kr}}$	Shull et al. 1978

GFR bzw. Cl_{Kr} (ml/min × 1,73 m²)
L: Körperlänge in cm
a: Alter in Jahren
S_{Kr}: Serumkreatinin (mg/dl)

Tabelle IV: Approximationen der glomerulären Filtrationsrate anhand der Kreatininkonzentration im Serum bei Kindern [46—48].

lung. Man hat anzunehmen, daß der Variationskoeffizient hier schon intraindividuell etwa 15% beträgt; bei einem Erwartungswert von 100 ml/min sind als Vertrauensgrenzen also 70—130 ml/min anzusetzen [8]! Beim augenblicklichen Stand der Analytik muß man allerdings auch davon ausgehen, daß im oberen Normbereich der Serumwerte erst ein Unterschied von ca. 0,25—0,3 mg/dl als reale Veränderung interpretiert werden kann, entsprechend einem Schwankungsbereich für die Clearance um 100 von ebenfalls 80—133 ml/min. Wenn dies bereits intraindividuell Gültigkeit hat, wird man im Kollektiv mit *Standardabweichungen um 20—25% für die Voraussage der Clearance* zu rechnen haben [38]. Bei Kindern ist diese Unsicherheit sogar noch deutlich höher anzusetzen.
An der oberen Normgrenze bleibt zweifellos auch dann ein „kreatininblinder" Bereich bestehen, wenn in die Bewertung der Serumkonzentration auf diese Weise Überlegungen hinsichtlich der Muskelmasse des individuellen Patienten einbezogen werden. Allerdings wird die Einschätzung der Funktion anhand des Serumkreatinins damit empfindlicher und steht hinter der Aussagekraft einer korrekt durchgeführten endogenen Kreatininclearance nicht mehr zurück. Man kann unterstellen, daß eine Niereninsuffizienz durch dieses Vorgehen durchschnittlich bereits bei einem Funktionsverlust von etwa 25% erkennbar wird [8]; die früher geläufige Angabe lautete bekanntlich auf ca. 50% [4]. Am anderen Ende der Skala sind Änderungen hoher Kreatininkonzentrationen ohnehin ein

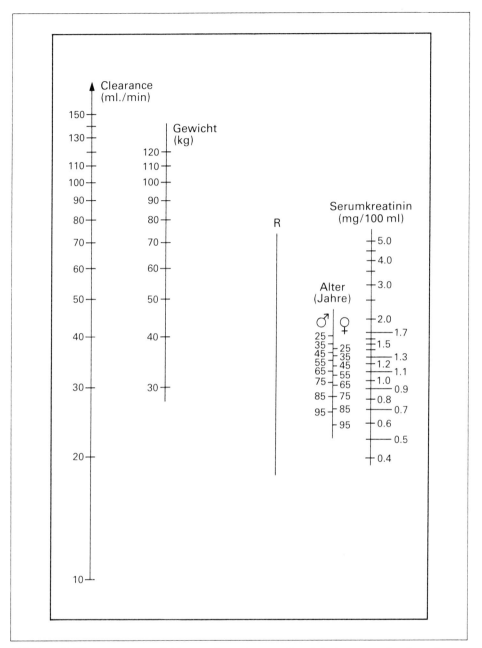

Abbildung 7: Nomogramm zur Schätzung der endogenen Kreatininclearance anhand von Serum-konzentrationen im steady state. Auf der Verbindungslinie von Körpergewicht und Alter sucht man den Schnittpunkt mit der Hilfsgröße *R*. In der Verlängerung einer Geraden durch diesen Punkt und die jeweilige Kreatininkonzentraion im Serum findet sich der Wert für die mutmaßliche Kreatinin-clearance.

praktisch eher brauchbarer Indikator als die — absolut gesehen — dann ja nur noch minimalen Clearanceschwankungen [49].

Man könnte Einwände dagegen erheben, daß bevorzugt die *endogene Kreatininclearance* als Ziel von Schätzverfahren über die Nierenfunktion herangezogen worden ist, also eine Testmethode, die *in Hinblick auf die Bestimmung des Glomerulusfiltrats* als semiquantitativ einzustufen ist. Praktische Gesichtspunkte waren dabei sicher ausschlaggebend. Trotzdem sei eine Gegenfrage erlaubt: verhalten sich nicht die meisten Pharmaka analog dem Kreatinin mit partiell tubulärer Sekretion? Ist somit für Fragen der Dosisanpassung bei Niereninsuffizienz das Clearanceverhalten dieser Substanz vielleicht sogar besonders geeignet? Im übrigen stimmen Voraussagen nach den hier angeführten einfachen Formeln — innerhalb gewisser Grenzen — noch bemerkenswert gut mit vergleichsweise aufwendigen Methoden überein, die zur Bestimmung der glomerulären Filtrationsrate als geeigneter angesehen werden [38].

Die mit dem Insuffizienzgrad wechselnde tubuläre Kreatininsekretion, erkennbar an der Variabilität des Clearancequotienten Cl_{Kr}/Cl_{In}, kann vereinzelt bemerkenswert ausgeprägt sein. Dies gilt vor allem bei Patienten mit nephrotischem Syndrom und Steroidtherapie, wobei eine direkte Abhängigkeit von diesen beiden Faktoren nicht erwiesen ist. In Extremfällen sind Quotienten um und sogar über 3,0 bestimmt worden [50]. Diese Patienten waren nach klinischen Kriterien bereits eindeutig als urämisch anzusehen, obwohl die Kreatininkonzentration nur 4,0—4,5 mg/dl betrug. Solche krassen „Ausreißer" sind jedoch extrem selten; sie können die Methode generell also nicht diskreditieren.

Fehlerquellen bei Abschätzungen der Nierenfunktion

a) Instabile Niereninsuffizienz

Im Beipackprospekt eines Antibiotikums ist zu lesen, daß einer Approximation der renalen Funktionseinbuße wiederholte Bestimmungen der Kreatininkonzentration im Serum zugrunde gelegt werden sollten. Das ist in der Tat ratsam, aber nicht nur zur Erhöhung der Präzision, sondern vor allem, um das Bestehen eines „steady state" sicherzustellen, welcher die Grundvoraussetzung für die Anwendbarkeit der geschilderten Verfahren darstellt. *Jede Art von instabiler Niereninsuffizienz schließt die Benutzung der hier erörterten Formeln und Nomogramme prinzipiell aus!*

Zur Klarstellung dieses einfachsten kybernetischen Prinzips, das trotzdem in Medizinerkreisen so häufig mißverstanden oder mißachtet wird, soll ein Extrembeispiel dienen: der Fall eines sogenannten „akuten Nierenversagens" mit anhaltender Anurie. Das Serumkreatinin steigt von Tag zu Tag. Niemand wird — so hoffe ich — täglich anhand eines Dosierungsrechners die laut Kreatininkonzentration stetig wechselnde Dosisreduktion eines Medikamentes ermitteln wollen. Sie ändert sich natürlich gar nicht, wenn die Diurese bleibend sistiert. Ein *Fließ*gleichgewicht kann sich deshalb überhaupt nicht einstellen, es sei denn durch fortlaufende Dialysetherapie, welche gesonderte Betrachtungen erfordern würde.

b) Diskrepanz von Gewicht und LBM

Weniger grobe, aber vermeidbare Fehleinschätzungen können dann unterlaufen, wenn fettfreie Körpermasse und Körpergewicht stärker als üblich divergieren, bei extremer Adipositas selbstverständlich, aber auch bei ausgeprägter Ödematisierung und Aszitesbildung, insbesondere wenn durch gleichzeitige Kachektisierung die Muskelmasse abnimmt (nephrotisches Syndrom, Zirrhose, schwerste kardiale Insuffizienz).

Autoren	n	Cl_{In} (ml/min)		Cl_{Kr} (ml/min)	
		vor	nach	vor	nach
Bräutigam *et al.* (Co-trimoxazol i. v.)	9	118	116	153	122
Steiness, E. (Amilorid p. o.)	8	111	119	131	112

Tabelle V: Simultane Inulin- und Kreatininclearance im Kurzzeitversuch [51, 52]. Angeführt sind die Medianwerte. Statistische Signifikanz ist gegeben für Unterschiede zwischen den Kreatininclearances sowie durch Auswascheffekt im Gegensinne bei der Inulinclearance unter Amilorid (Wilcoxon-Test).

		Serum (mg/dl)			Urin (mg/d)	
		H'st—N	Kreatin	Kreatinin	Kreatin	Kreatinin
Tier 1	0 h	21,7	5,9	1,2	100	104
	24 h	22,9	2,0	4,0	13	120
Tier 2	0 h	20,4	2,6	0,9	48	100
	24 h	21,9	1,7	2,8	20	132

Tabelle VI: Änderung von Serum- und Urinbefunden bei Kaninchen vor und nach einer Einzelgabe von 300 mg Phenacemid (Phenurone®) pro kg [54].

c) Funktionelle medikamentöse Einflüsse

Ein Kreatininanstieg ohne Beeinträchtigung anderer renaler Funktionsparameter ist von besonderem theoretischem Interesse. In der Diskussion befindet sich derzeit eine *Hemmung der tubulären Kreatininsekretion* durch Substanzen wie Trimethoprim [51] und Amilorid sowie evtl. auch andere antikaliuretische Substanzen [52]. Möglich erscheint hier eine Beeinträchtigung des Transportsystems für schwache Basen.
Bei Langzeittherapie resultiert daraus eine reversible Erhöhung der Kreatininkonzentration im Serum um ca. 15—25% mit entsprechender Herabsetzung der Kreatininclearance trotz intakter Nierenfunktion, wie gleichzeitig durchgeführte Inulinclearances ausweisen (Tab. V). Zumindest tierexperimentell ist auch Chinidinsulfat in der Lage, die tubuläre Kreatininausscheidung zu supprimieren [53].
Grundlegend anders zu deuten sind Einzelbeobachtungen über Kreatininerhöhungen bis zu 5,0 mg/dl bei unauffällig bleibender Harnstoffkonzentration unter dem Einfluß relativ hoher Dosen des Antiepileptikums Phenacemid* [54]. Dies ist in Tierversuchen reproduzierbar (Tab. VI), einhergehend mit einem Absinken des Kreatins in Serum und Urin, so daß es naheliegt, an eine *Beschleunigung der Umwandlung in Kreatinin* zu denken. Diese Erklärung war bislang aber nicht schlüssig zu beweisen. Jedenfalls wäre auch in solchen Fällen ein Rückschluß vom Serumkreatinin auf die Nierenfunktion verfehlt.

Wenn Indomethacin hingegen — etwa bei der Behandlung des nephrotischen Syndroms — Nierendurchblutung und Glomerulusfiltrat herabsetzt [55] wie wohl auch andere Antiphlogistika mit inhibitorischer Wirkung auf die Prostaglandinsynthese [56], so behält die Aussagekraft der Kreatininkonzentration im steady state ihre Geltung, obwohl lediglich funktionell und somit reversible Mechanismen zugrunde liegen dürften.

* Phenurone®(Abbott) — hier nicht eingeführt

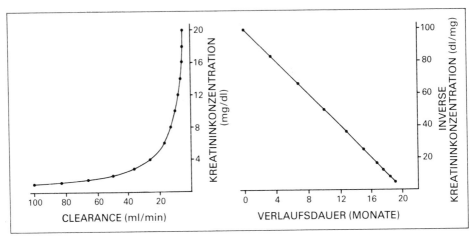

Abbildung 8: Linearisierung einer Hyperbelfunktion. Die Einzelwerte basieren auf der Formel von Cockroft und Gault [42] unter der Annahme eines Alters von 40 Jahren und eines Körpergewichtes von 72 kg, somit $y = 100/S_{Kr}$.

Prognostische Aussagen anhand von Verlaufskontrollen der Kreatininkonzentration bei Niereninsuffizienz

Wenn man davon ausgeht, daß zwischen Nierenfunktion und Serumkreatinin eine *hyperbelähnliche* Beziehung besteht, muß bei Auftragung der inversen Konzentrationswerte 1/ S_{Kr} eine Gerade resultieren für den Fall, daß die Einschränkung der Nierenfunktion über die Zeit hinweg gleichmäßig fortschreitet (Abb. 8). An einer Reihe von Patienten hat sich demonstrieren lassen, daß diese Voraussetzung tatsächlich annähernd zutrifft [57]. In anderen Fällen scheint die Kreatininkonzentration während des Krankheitsverlaufes eher *exponentiell* anzusteigen, so daß eine Linearisierung durch einachsig logarithmische Auftragung erfolgen kann [58]. Weitergehende mathematische Manipulationen müssen meines Erachtens fragwürdig bleiben, solange man ihnen keine biologisch begründbare Gesetzmäßigkeit zuordnen kann [59].

Bereits bekannte Tatsachen über die Progredienz verschiedener Nierenerkrankungen, etwa in der Reihenfolge: diabetische Nephropathie — chronische Glomerulonephritis — Zystennieren, haben sich auf diese Art und Weise augenfällig belegen lassen. Trotz einer Reihe bereits vorliegender Bestätigungen [60, 61], auch für das Kindesalter [62], ist augenblicklich noch Zurückhaltung am Platze, ob es damit gelingen wird, zum Beispiel den Zeitpunkt des voraussichtlichen Eintritts in die Phase der terminalen Niereninsuffizienz *verläßlich* genauer vorherzubestimmen als dieses allein aufgrund klinischer Erfahrung möglich ist.

Man erhofft sich von diesem Vorgehen auch, einen Maßstab dafür zu gewinnen, ob spontan oder therapieinduziert wesentliche Veränderungen des Verlaufs eingetreten sind, was sich durch ein Abweichen von der Linearität zu erkennen geben müßte. Es weisen aber bei weitem nicht alle Verläufe die dazu erforderliche Regelhaftigkeit auf; damit entziehen sie sich weiterhin der mathematisch-statistischen Voraussicht. Krankheit ist eben als biologischer Vorgang nicht vollends kalkulierbar [63].

Schlußbemerkungen

Genauere und vor allem richtigere Bestimmungsmethoden für Kreatinin scheinen jetzt in greifbarer Nähe zu liegen. Wahrscheinlich werden damit vorgenommene Nachuntersuchungen Einfluß gewinnen auch auf unsere bisherigen Vorstellungen über die Pathophysiologie des Kreatininstoffwechsels und seine Kinetik.

Der Kreatininkonzentration im Serum wird trotzdem unverändert nur die Bedeutung einer grob orientierenden Untersuchung zukommen in bezug auf die eben beginnende oder lediglich vermutete Niereninsuffizienz. Präzise Aussagen setzen hier eingehendere und damit gleichzeitig eingreifendere sowie aufwendigere Methoden voraus. Für die Erfassung mittelschwerer Insuffizienzgrade, für Verlaufskontrolle und Fragen der Pharmakotherapie wird die Bestimmung der Kreatininkonzentration demgegenüber unentbehrlich und wohl auch ausreichend bleiben, der endogenen Clearance zwar nicht überlegen, aber durchaus ebenbürtig.

Referenzen

[1] CRIM, M. C., CALLOWAY, D. S. M., and MARGEN, S.: Creatinine metabolism in men: creatine pool size and turnover in relation to creatine intake. J. Nutr. *106*: 371 (1976).

[2] MITCH, W. E., and WALSER, M.: A proposed mechanism for reduced creatinine excretion in severe chronic renal failure Nephron *21*: 248 (1978).

[3] KARLSON, P.: Kurzes Lehrbuch der Biochemie. Thieme-Verlag, 9. Aufl., Stuttgart 1974.

[4] DOOLAN, P. D., ALPEN, E. L., and THEIL, G. B.: A clinical appraisal of the plasma concentration and endogenous clearance of creatinine. Amer. J. Med. *32*: 65 (1962).

[5] SCHIRMEISTER, J., WILLMANN, H., KIEFER, H., und HALLAUER, W.: Für und wider die Brauchbarkeit der endogenen Kretininclearance in der funktionellen Nierendiagnostik. Dtsch. Med. Wschr. *89*: 1640 (1964).

[6] HEIERLI, CH., THÖLEN, H., und BARTELS, H.: Schätzung des Glomerulusfiltrats durch das Serumkreatinin. Dtsch. Med. Wschr. *97*: 67 (1972).

[7] HIERHOLZER, K., BUTZ, M., and BAETHKE, R.: Evaluation of reduced glomerular filtration rate in the severely diseased kidney in: Uremia (Eds. KLUTHE, R., BERLYNE, G., and BURTON, B.), Thieme-Verlag, Stuttgart 1972.

[8] MORGAN, D. B., DILLON, S., and PAYNE, R. B.: The assessment of glomerular function: creatinine clearance or plasma creatinine? Postgrad. Med. J. *54*: 302 (1978).

[9] CHINN, E. K., BATSAKIS, J. G., PILON, H., and DELBECG, K.: Serum creatinine, A CAP survey. Amer. J. Clin. Path. *70* (No. 3, Suppl): 503 (1978).

[10] WEATHERBURN, M. W., TROTMAN, R. B. B., and JACKSON, S. H.: Specific method for serum creatinine determination based on ion exchange chromatography and an automated alkaline picrate reaction — a proposed reference method. Clin. Biochem. *11*: 159 (1978).

[11] Kassenärztliche Vereinigung Niedersachsen, 33. Ringversuch. Deutsche Gesellschaft für klinische Chemie e. V., Mai 1979.

[12] BUTLER, A. R., vs VASILIADES, J.: Jaffé reaction mechanism debated (Letters to the editor). Clin. Chem. *23*: 613 (1977).

[13] BLASS, K. G., THIBERT, R., and LAM, L. K.: A study of the mechanism of the Jaffé reaction. J. Clin. Chem. Clin. Biochem. *12*: 336 (1974).

[14] YOUNG, D. S., PESTANER, L. C., and GIBBERMAN, V.: Effects of drugs on clinical laboratory tests. Clin. Chem. *21*: 1D—432 D (April 1975).

[15] COOK, J. G. H.: Factors influencing the assay of creatinine. Ann. Clin. Biochem. *12*: 219 (1975).

[16] DUBOS, R., and MILLER, B.: Determination by a specific enzymatic method of creatinine content of blood and urine of normal and nephritic patients. J. Biol. Chem. *121*: 457 (1937).

[17] TANZER, M. L., and GILWARG, C.: Creatine and creatine kinase measurement. J. Biol. Chem. *234*: 3201 (1959).

[18] WAHLEFELD, A. W., HERZ, G., and BERGMEYER, H. U.: A completely enzymatic determination of creatinine in human sera or urine. Scand. J. Clin. Lab. Invest. *29*: Suppl 126, Abstract 30.1 (1972).

[19] MOSS, G. A., BONDAR, R. J. L., and BUZELLI, D. M.: Kinetic enzymatic method for determining serum creatinine. Clin. Chem. *21*: 1422 (1975).

[20] MEYERHOFF, M., and RECHNITZ, G. A.: An activated enzyme electrode for creatinine. Anal. Chim. Acta *85*: 277 (1976).

[21] CHIU, W. L., GADALLA, M. A. F., and PENG, G. W.: Simple, rapid and micro high pressure liquid chromatographic determination of endogenous „true" creatinine in plasma, serum, and urine. J. Pharm. Sci. *67*: 182 (1978).

[22] LIM, C. K., RICHMOND, W., ROBINSON, D. P., and BROWN, S. S.: Towards a definite assay of creatinine in serum and in urine: separation by high pressure performance liquid chromatography. J. Chromatography *145*: 41 (1978).

[23] BJÖRKHEM, J., BLOMSTRAND, R., and ÖHMAN, G.: Mass fragmentography of creatinine proposed as a reference method. Clin. Chem. *23*: 2114 (1977).

[24] KNOLL, E., REBEL, F. C., und WISSER, H.: Kinetische Kreatininbestimmung mit dem Gemsaec-Fast-Analyser. Methodenvergleich mit der Fuller-Erde-Methode. J. Clin. Chem. Clin. Biochem. *16*: 239 (1978).

[25] WAHLEFELD, A. W.: Persönliche Mitteilung. August 1979.

[26] KNOLL, E., WISSER, H., und REBEL, F. C.: Abhängigkeit der Konzentrationen von Kreatinin und Harnstoff im Serum von der Tageszeit bei normaler und eingeschränkter Nierenfunktion. J. Clin. Chem. Clin. Biochem. *16*: 567 (1978).

[27] SCHWARTZ, G. J., HAYCOCK, G. B., and SPITZER, A.: Plasma creatinine and urea concentration in children: normal values for age and sex. J. Pediatr. *88*: 828 (1976).

[28] DONCKERWOLCKE, R. A. M. G., SANDER, P. C., VON STEKELENBURG, G. J., STOOP, J. W., and TIDDENS, H. A. W. M.: Serum creatinine values in healthy children. Acta Paediatr. Scand. *59*: 399 (1970).

[29] AHLERT, G., BRUSCHKE, G., DIETZE, F., FRANKE, H., und HAASE, J.: Altersabhängige Veränderungen und normale Schwankungen der Kreatin- und Kreatininausscheidung. Z. Altersforsch. *20*: 113 (1967).

[30] KAMPMANN, J. P., SIERSBAECK-NIELSEN, K., KRISTENSEN, M., and MOLHOLM-HANSEN, J.: Aldersbetingede variationer i urinkreatinin og endogen kreatininclearance. Ugeskr. Laeger *133*: 2369 (1971).

[31] ROWE, J. W., ANDRES, R., TOBIN, J. D., NORRIS, A. H., and SHOCK, N. W.: The effect of age on creatinine clearance in men: a cross sectional and longitudinal study. J. Gerontol. *31*: 155 (1976).

[32] VESTAL, R. E.: Drug use in the elderly: a review of problems and special considerations. Drugs *16*: 358 (1978).

[33] WESSON, L. G.: Physiology of the human kidney. Grune & Stratton, New York and London 1969.

[34] FORBES, G. B., and BRUINING, G. J.: Urinary creatinine excretion and lean body mass. Amer. J. Clin. Nutr. *29*: 1359 (1976).

[35] HAUGEN, H. N., and BLEGEN, E. M.: Plasma „creatinine" concentration and creatinine clearance in clinical work. Ann. Int. Med. *43*: 731 (1935).

[36] EFFERSÖE, P.: Relationship between endogenous 24-hour creatinine clearance and serum creatinine concentration in patients with chronic renal disease. Acta Med. Scand. *156*: 429 (1957).

[37] MERTZ, D. P., SARRE, H., und CREMER, Z.: Über den diagnostischen Wert semiquantitativer Nierenfunktionsproben. I. Korrelation zwischen der Plasmakonzentration von „wahrem" endogenem Kreatinin und Inulinclearance. Klin. Wschr. *40*: 687 (1962).

[38] BRÖCHNER-MORTENSEN, J., JENSEN, S., and RÖDBRO, P.: Assessment of renal function from plasma creatinine in adult patients. Scand. J. Urol. Nephrol. *11*: 263 (1977).

[39] HÖFFLER, D.: Antibakterielle Therapie bei Niereninsuffizienz. Beecham Pharma, Mainz 1971.

[40] ROBSON, M. D.: Estimation of creatinine clearance. Ann. Int. Med. 82: 125 (1977).

[41] JELLIFFE, R. W.: Creatinine clearance. Bedside estimate. Ann. Int. Med. 79: 604 (1973).

[42] COCKROFT, D. W., and GAULT, M. H.: Prediction of creatinine clearance from serum creatinine. Nephron 16: 31 (1976).

[43] CHYSKÝ, V., und PÜTTER, J.: Aminoglykosid-Antibiotika bei Patienten mit eingeschränkter Nierenfunktion: ein Dosierungsrechner für die Klinik. Klinikarzt 8: 56 (1979).

[44] KAMPMANN, J., SIERSBAEK-NIELSEN, K., KRISTENSEN, M., and MÖLHOLM-HANSEN, J.: Rapid evaluation of creatinine clearance. Acta Med. Scand. 196: 517 (1974).

[45] MAWER, G. E.: Computer assisted prescribing of drugs. Clin. Pharmacokinetics 1: 67 (1976).

[46] SCHWARTZ, G. J., HAYCOCK, G. B., EDELMANN, C. M., and SPITZER, A.: A simple estimate of glomerular filtration rate in children derived from body length and plasma creatinine. Pediatr. 58: 259. (1976).

[47] COUNAHAN, R., CHANTLER, C., GHAZALI, S., KIRKWOOD, B., ROSE, F., and BARRATT, T. M.: Estimation of glomerular filtration rate from plasma creatinine concentration in children. Arch. Dis. Child. 51: 857 (1976).

[48] SHULL, B. C., HAUGHEY, D., KOUP, J. R., BALIAH, T., and LI, P. K.: A useful method for predicting creatinine clearance in children. Clin. Chem. 24: 1167 (1978).

[49] SCHWAB, M.: Methodik und Indikation moderner Nierenfunktionsprüfungen. Verh. Dtsch. Ges. Inn. Med. 1963: 299.

[50] BASTL., C., KATZ, M. A., and SHEAR, L.: Uremia with low serum creatinine — and entity produced by marked creatinine secretion. Amer. J. Med. Sci 273: 289 (1977).

[51] BRÄUTIGAM, M., FROESE, P., BAETHKE, R., und KESSEL, M.: Zur Kreatininausscheidung beim Menschen nach Gabe von Co-Trimoxazol. Klin. Wschr. 57: 95 (1979).

[52] STEINESS, E.: Increased serum creatinine without change in renal function during treatment with amilorid hydrochloride in: Diuresis, Kaliuresis and Hypertension (Ed.: B. Magnani). Futura Publ. Comp., New York 1977.

[53] SELKURT., E. E., WATHEN, R. L., and SANTOS-MARTINEZ: Creatinine excretion in the squirrel monkey (Saimiri Sciureus). Fed. Proc. 26: 266 (1967).

[54] RICHARDS, R. K., BJORNOSSON, T. D., and WATERBURY, L. D.: Rise in serum and urine creatinine after phenacemide. Clin. Pharmacol. Ther. 23: 430 (1978).

[55] ARISZ, L., DONKER, A. J. M., BRENTJENS, J. R. H.: The effect of indomethacin on proteinuria and kidney function in the nephrotic syndrome. Acta Med. Scand. 199: 121 (1976).

[56] KIMBERLEY, R. P. and PLOTZ, P. H.: Correspondence: Aspirin and renal function. New Engl. J. Med. 296: 1169 (1977).

[57] MITCH, W. E., BUFFINGTON, G. A., LEMANN, J., and WALSER, M.: A simple method of estimating progression of chronic renal failure. Lancet 1976/II: 1326.

[58] RUTHERFORD, W. E., BLONDIN, J., MILLER, J. P., GREENWALT, A. S., and VAVRA, J. D.: Chronic progressive renal disease: rate of change of serum creatinine concentration. Kidney Int. II: 62 (1977).

[59] WICHMANN, H. E., VLAHO, M., PEITZ, R., und SIEBERTH, H. G.: Erlaubt die mathematische Analyse der Änderung des Serumkreatinins oder der Clearance eine Aussage über die Prognose der Nierenerkrankung oder Effektivität einer Therapie? Verh. Dtsch. Ges. Inn. Med. 1978: 1272.

[60] TALWALKAR, Y. B., and MANDEL, S.: Monitoring progress of chronic renal failure. Lancet 1977/I: 366.

[61] THOMMEN, K., DUBACH, N. C., und SUTTER, A.: Mathematische Erfassung des Nierenfunktionsverlustes bei chronischem Nierenversagen. Dtsch. Med. Wschr. 102: 1038 (1977).

[62] LEUMANN, E. P.: Progression of renal insufficiency in pediatric patients: estimation from serum creatinine. Helv. Paediatr. Acta *33*: 25 (1978).

[63] MAHER, J. F., NOLPH, K. D., and BRYAN, C. W.: Prognosis of advanced chronic renal failure. I. Unpredictability of survival and reversibility. Ann. Int. Med. *81*: 43 (1974).

[64] MERCK, E.: Klinisches Labor. 12. Aufl., Darmstadt 1974.

[65] SZASZ, G., und BÖRNER, U.: Reference values for creatinine in serum established by a highly specific enzymatic method. Clin. Chem. *23*: 1172 (1977).

Diskussion [zum Vortrag Prof. Baethke]

Hierholzer:
Ist der Effekt von Amilorid und anderen Substanzen auf die vermutliche Kreatininsekretion geschlechtsabhängig?
Baethke:
Ich kenne entsprechend differenzierende Untersuchungen nicht.
Molzahn:
Vielleicht können Sie kurz zu den unterschiedlichen Ausscheidungsmechanismen für Kreatinin mit fortschreitender Niereninsuffizienz Stellung nehmen.
Baethke:
Es ist aufgefallen, daß die Kreatininausscheidung mit steigender Serumkreatininkonzentration drastisch zurückgeht. Bei einer Erhöhung der Kreatininkonzentration auf das Zehnfache der Norm beträgt die Ausscheidung im Urin nur noch 50%. Es scheint einen extrarenalen Eliminationsweg für Kreatinin zu geben. Die Vermutungen gehen dahin, daß die Darmflora Kreatinin abbaut und daß dieser Abbau unter normalen Verhältnissen verschwindend gering ist. Bei den niereninsuffizienten Patienten wird der Anteil der extrarenalen Clearance offenbar höher. Große praktische Relevanz hat dies jedoch nicht.
Hierholzer:
Würden Sie kurz auf die heute morgen von Herr Kirsten diskutierte Beziehung zwischen den Catecholaminwerten und der Kreatininausscheidung eingehen.
Baethke:
Es ist so, daß die Kreatininkonzentrationen im Serum keine klinisch relevanten Schwankungen, auch keine zirkadianen Rhythmen aufweisen. Dagegen ist die Ausscheidung im Urin nicht so gesetzmäßig gleichförmig, wie man das erhoffte, d. h. es gibt, in vielen Untersuchungen bestätigt, Abweichungen bis zu 25% der Kreatininausscheidung von Tag zu Tag.
Damit würde sich, wenn man rigoros ist, natürlich die Bezugnahme auf die Kreatininkonzentration in einer Urinprobe für jede Labormethode eigentlich verbieten. Die Pädiater haben jedoch sehr gerne darauf zurückgegriffen, verständlicherweise, weil sie einen internen Standard für das Volumen bei Kindern verschiedener Lebensalter brauchten.
Wenn Sie aber auf die Ausführungen speziell über die Catecholamine anspielen, dann muß man die erheblichen Unterschiede berücksichtigen, die zwischen eindeutig krankhaft und eindeutig gesund vorhanden sind. Es waren dort Faktoren von 1:10, wenn ich dies recht in Erinnerung habe. Das heißt also, eine 25%ige Schwankung des eingebauten Kreatininstandards würde sich hier nicht stark verfälschend auf die Aussage auswirken. Mißt man jedoch mit einer anderen Methode, bei der Normalbereiche und pathologisch erhöhte Bereiche näher beieinanderliegen oder sich überlappen, ist Kreatinin als Bezugsgröße im Urin sicherlich kein verwertbarer Parameter.
Hierholzer:
Vielen Dank. Da keine weiteren Wortmeldungen vorliegen, kommen wir zum Vortrag Nr. 8.

Abteilung für Nephrologie, Medizinische Klinik,
Klinikum Steglitz der FU Berlin

Therapiekontrolle bei Einsatz nephrotoxischer Antibiotika und Chemotherapeutika

M. Molzahn und H. Lode

In den letzten Jahren haben sich die Möglichkeiten, den Einsatz differenter Pharmaka durch Messung der Serumkonzentrationen im Hinblick auf therapeutische Wirksamkeit und Nebenwirkungen zu kontrollieren, in zunehmendem Umfang realisieren lassen. Daher ergibt sich die Frage, ob die Konzentrationsmessungen nicht auch geeignet sind, renale Nebenwirkungen von Antibiotika zu verhindern. In der klinischen Praxis sind Konzentrationsmessungen unter einer antibiotischen Therapie heute noch keineswegs gebräuchlich, und die Frage, inwieweit bedrohliche Nierenschädigungen durch Kontrolle der Serumspiegel zu verhindern sind, läßt sich bisher nicht eindeutig beantworten. Unabhängig von den schon gestern in diesem Symposium aufgeworfenen Fragen der methodischen Zuverlässigkeit wollen wir zunächst die grundsätzlicheren klinisch-pathophysiologischen Probleme diskutieren, die für unsere Fragestellung eine Bedeutung haben. Hierzu die folgende Falldarstellung (Abb. 1):

Eine 68 Jahre alte Frau kommt mit dem Bild eines akuten Abdomens zur Aufnahme. Seit drei Tagen bestehen zunehmende Leibschmerzen, Erbrechen und Fieber bis 39° C. Bei der Aufnahme ist die Patientin hypotensiv, die Laboruntersuchungen zeigen einen auf 200 μMol/l erhöhtes Serumkreatinin bei einer Serumnatriumkonzentration von 128 mVal/l. Nach kurzer Beobachtungszeit muß wegen eines Ileus eine Laparotomie erfolgen, hierbei findet sich ein Brideileus mit Durchwanderungsperitonitis. Wegen niedriger Urinausscheidung wird postoperativ eine diuretische Therapie mit Furosemid begonnen, zusätzlich erhält die Patientin ein Antibiotikum (Gentamicin). Obwohl die Urinmenge nun ansteigt, kommt es zu einer massiven und progredienten Verschlechterung der Nierenfunktion, gemessen am Anstieg der Kreatinin-Konzentration im Serum. Die Patientin entwickelt ein akutes Nierenversagen mit einem normurischen Verlauf. Gentamicin und Furosemid werden abgesetzt, doch obwohl inzwischen ein normales Serum-Natrium und eine ausreichende Hydratation erreicht sind, verschlechtert sich die Nierenfunktion weiter; die Patientin wird am 4. postoperativen Tag in unsere Klinik verlegt und muß nun über drei Wochen hämodialysiert werden, bis ihre eigene Nierenfunktion wieder in Gang kommt. Die Patientin hat später gesund die Klinik verlassen.

Dieser Fall aus unserer täglichen Routine soll einige Probleme aufzeigen, die mit der Nephrotoxizität antibiotischer Substanzen, aber auch mit den nephrotoxischen Risiken bestimmter klinischer Situationen zu tun haben, die den Einsatz der Antibiotika veranlas-

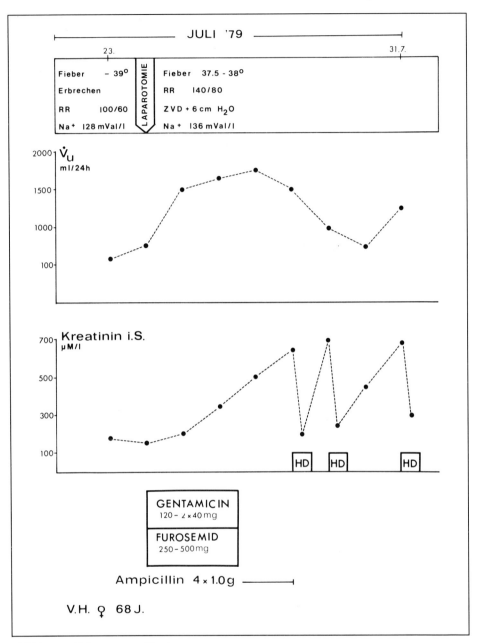

Abbildung 1: Erläuterung s. Text!

sen. Man sieht, wie schwer es im Einzelfall ist, in Anbetracht vielfältiger prädisponierender Faktoren ein Pharmakon für die Entstehung eines akuten Nierenversagens verantwortlich zu machen. Obwohl in der konkreten Situation bei einer durch Dehydratation, Hyponatriämie und Hypotension vorgeschädigten Niere die Kombination zweier potentiell nephrotoxischer Substanzen sicher eine ätiologische Bedeutung für die Manifestation des akuten Nierenversagens hat, erscheint es zweifelhaft, ob in einem solchen Fall die Bestimmung der Gentamicin-Serumkonzentration diese Entwicklung hätte verhindern helfen.

Welche Antibiotika kommen als Verursacher von Nierenschäden in Frage? Die Tabelle 1 zeigt als wichtigste nephrotoxische Substanzen die Gruppe der Aminoglycoside mit Amikacin, Gentamicin, Kanamycin, Neomycin, Sisomicin, Streptomycin und Tobramycin. Neben Colistin und Polymycin, zwei Substanzen, die in der Klinik praktisch keine Verwendung mehr finden, erscheint in dieser Kategorie noch das Cephaloridin; demgegenüber sind renale Nebenwirkungen unter Cephalotin und den neueren Cephalosporin-Antibiotika selten oder gar nicht bekannt. Von den heute am häufigsten gebrauchten Substanzen sind in der Tabelle noch die Penicillin-Antibiotika sowie Trimethoprim und Sulfamethoxazol erwähnt.

Welche Arten von Nierenschädigungen können durch Antibiotika und Chemotherapeutika verursacht werden? Abbildung 2 zeigt die möglichen Angriffspunkte am Nephron. Sehen wir einmal von den prärenalen Schädigungen durch anaphylaktischen Schock bei Penicillin-Allergie, Hypernatriämie durch die Natrium-Salze der Penicilline und von den katabolen Affekten der Tetracycline ab; auch die im Rahmen einer Penicillin-Allergie ausgelösten glomerulären Schäden sollen hier nicht berücksichtigt werden. Eine große klinische Bedeutung dagegen haben die am häufigsten durch Aminoglycoside allein oder in Kombination mit Cephalosporin-Antibiotika ausgelösten Läsionen am proximalen Tubulusepithel, die in ihrer stärksten Ausprägung zum akuten Nierenversagen führen. Jedenfalls zur schweren akuten Niereninsuffizienz kann die akute allergische interstitielle Nephritis führen, die klinisch vom akuten Nierenversagen im engeren Sinne nicht immer sofort unterschieden werden kann. Die akute interstitielle Nephritis wird in erster Linie nach Penicillin- und Cephalosporinantibiotika, aber auch nach anderen Substanzen beobachtet. Nur noch historisches Interesse hat die obstruktive Nephropathie durch Sulfonamidkristallisation im Bereich der Sammelrohre. Diese drei Typen von Nierenschaden — toxische Tubulusläsion, interstitielle Nephritis und Obstruktion — sind in der Lage, die Exkretionsfunktion der Nieren so zu schädigen, daß für den Patienten relevante und lebensbedrohliche Folgen resultieren können.

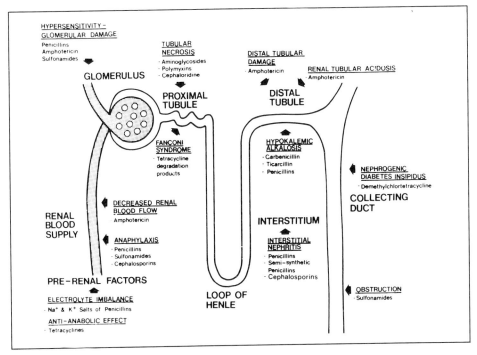

Abbildung 2: Erläuterungen s. Text!

Antibiotikum	Häufigkeit nephrotox. Nebenwirkungen	Eliminations-Mechanismen
Amikacin	+ +	N—g
Amoxicillin	O	N—t
Amphotericin	+ +	nicht renal
Ampicillin	+	N—t
Carbenicillin	+	N—t, L
Cefamandol	O	N—t
Cefazolin	O	N—t
Cefoxitin	O	N—t
Cephalexin	+	N—t
Cephaloridin	+ +	N—g
Cephalothin	+	N—t
Cephapirin	+	N—t
Cephradin	+	N—t
Chloramphenicol	O	L
Chlortetracyclin	+	N—g, L
Clindamycin	O	L
Cloxacillin	O	N—t, L
Colistin	+ +	N—g
Demethylchlor-tetracyclin	+	N—g, L
Dicloxacillin	O	N—t, L
Doxycyclin	O	L
Erythromycin	O	L
Ethambutol	O	N
Flucloxacillin	O	N—t, L
5-Fluorocytosin	O	N—g
Gentamicin	+ +	N—g

Tabelle 1: Häufigkeit nephrotoxischer Nebenwirkungen verschiedener Antibiotika (nach [1]).
+ +: häufig, +: selten, O: nie beobachtet, N: Niere, g: glomerulär, t: tubulär, L: Leber, ?: unbekannt.

Im folgenden wollen wir unsere Fragestellung zunächst auf die Besprechung dreier Komplexe eingrenzen:
1. die Nephrotoxizität von Aminoglycosiden
2. die Wirkung von Cephalosporine und Aminoglycoside-Cephalosporin-Kombinationen und
3. das noch offene Problem der Nephrotoxizität von Trimethoprim-Sulfamedoxazol.

1. Aminoglycoside

Die Aminoglycoside — allein oder in Kombination mit anderen Substanzen — haben für die Klinik als Auslöser schwerer Nierenfunktionsstörungen sicher eine überragende Bedeutung. Bei sieben von insgesamt 89 Patienten, die in unserer Abteilung zwischen 1971

Antibiotikum	Häufigkeit nephrotox. Nebenwirkungen	Eliminations-Mechanismen
Isoniazid	O	N, L
Kanamycin	+ +	N—g
Lincomycin	O	L
Methicillin	+	N—t
Minocyclin	O	N, L
Nafcillin	+	N—t, L
Nalidixiusäure	O	N
Neomycin	+ +	N—g
Nitrofurantoin	O	N
Oxacillin	+	N—t
Oxytetracyclin	+	N
Paraminosalicylsäure	+	N, L
Penicillin G		
Polymyxin	+	N—t
	+ +	N—g
Rifampin	+	L
Sisomicin	+ +	N
Spectinomycin	O	N
Streptomycin	+ +	N—g
Sulfadiazin	+	N
Sulfamethoxazol	+	N
Sulfisoxazol	+	N
Tetracyclin HCl	+	N—g, L
Ticarcillin	O	N—t, L
Trimethoprim	+	N
Tobramycin	+ +	N—g
Vancomycin	?	N

und 1975 wegen eines akuten Nierenversagens hämodialysiert werden mußten, spielte eine Therapie mit Gentamicin allein oder in Kombination mit anderen Substanzen ätiologisch eine Rolle [2]. Die Häufigkeit nephrotoxischer Reaktionen bei Behandlungen mit Aminoglycosiden wird zwischen 2 und 10% angegeben [3].
Im Tierexperiment konnten WHELTON und Mitarbeiter [4, 5], EDWARDS und Mitarbeiter [6] sowie SCHENTAG und Mitarbeiter [7] eine Anreicherung verschiedener Aminoglycoside in der Nierenrinde nachweisen. Der Akkumulationsquotient Cortex/Serum ist abhängig von der Serumkonzentration und wurde am höchsten für das Gentamicin bestimmt [5]. Diese Befunde werden so interpretiert, daß speziell das Gentamicin aktiv in die proximalen Tubulusepithelien transportiert wird. An der Ratte läßt sich durch wiederholte Gabe von Aminoglycosiden eine vermehrte Ausscheidung von Tubulusepithelzellen im Urin auslösen [8]. Unter Aminoglycosiden kommt es zum Austritt lysosomaler En-

zyme. Luft und Mitarbeiter [9] injizierten über drei Wochen in unterschiedlicher Reihenfolge drei unterschiedliche Aminoglycoside bei der Ratte. Hierbei kam es zu einer Proteinurie und Abnahme der Harnkonzentration, während die Ausscheidung von N-acetyl-Glukoseaminidase, eines Enzyms der proximalen Tubulusepithelien, initial deutlich anstieg. Trotz anhaltender Aminoglycosidgabe nahm die Ausscheidung von NAG am Ende wieder ab, ein Befund, der an eine Regeneration der zuvor geschädigten Tubulusepithelien denken läßt.

Morphologisch kommt es unter toxischen Gentamicin-Dosen zu einer trüben Schwellung der Tubulusepithelien, mitunter auch zu Tubulusepithelnekrosen — Veränderungen also, wie sie auch im ischämischen Tubulusschaden beim akuten Nierenversagen des Menschen bekannt sind [10, 11]. Natriummangel [12], Acidose [13] und das Inhalationsanästhetikum Methoxyfluoran [14] verstärken die nephrotoxische Wirkung des Gentamicin im Tierversuch, Befunde, die für die klinische Bewertung der Nephrotoxizität beim Menschen sicher von großer Bedeutung sind.

Auch beim Menschen haben Mondorf und Mitarbeiter [15] unter der Gabe verschiedener Aminoglycoside bei gesunden Probanden eine vermehrte Enzymausscheidung im Urin gefunden. Die Urinausscheidung von Alanin-Aminopeptidase, eines ebenfalls lysosomalen Enzyms der proximalen Tubulusepithelien, steigt praktisch unter allen Substanzen signifikant an. Dies mag als Beleg dafür gelten, daß die tierexperimentell erhobenen Befunde durchaus auch auf die Situation beim Menschen übertragbar sind.

Als Frühsymptome einer Nierenschädigung durch Aminoglycoside werden eine geringe Proteinurie sowie eine Zylindrurie beobachtet. Später kommt es zu einem Rückgang der Urinvolumina und der Harnkonzentration sowie der endogenen Kreatinin-Clearance. In weniger als 0,5% der Behandlungsfälle resultiert ein oligurisch oder normurisch verlaufendes akutes Nierenversagen [3]. Klinisch handelt es sich auch in diesem Fall in aller Regel um eine voll reversible Veränderung [16, 17].

2. Cephalosporine und Cephalosporin-Aminoglycosid-Kombinationen

Ein akutes Nierenversagen nach Cephaloridin ist sowohl im Tierversuch auslösbar als auch aus klinischen Beobachtungen bekannt. Cephalotin verursacht in extrem hohen Dosen im Tierversuch Nierenschäden; die klinischen Berichte sind jedoch schwer einzuordnen, teilweise lassen sie eher allergische als toxische Nierenschäden vermuten. Von den neueren Cephalosporinantibiotika sind nephrotoxische Effekte bisher nicht berichtet worden, Appel und Neu [18] weisen jedoch darauf hin, daß dies möglicherweise nur eine Frage der Zeit ist.

Da sowohl Cephaloridin als auch Cephalotin heute als Monotherapeutika kaum mehr verwandt werden, ist die Nephrotoxizität von Cephalosporin-Aminoglycosid-Kombination wesentlich interessanter, zumal diese eine außerordentlich günstige therapeutische Wirkung bei problematischen Infektionen zeigt.

Retrospektive Studien, unter anderem von Opitz und Mitarbeitern [19], Kleinknecht und Mitarbeitern [20], Bobrow und Mitarbeitern [21] sowie Fillastre und Mitarbeiter [22] haben eine Frequenz von akutem Nierenversagen bis zu 50% der behandelten Fälle bei einer Kombination von Gentamicin und Cephalosporinen berichtet. Prospektive Studien der EORTC-Gruppe [23] und Klastersky und Mitarbeitern [24] erhärten den Verdacht einer deutlichen Zunahme der nephrotoxischen Risiken mit der Kombination von Cephalotin-Gentamicin. Diese Befunde werden sehr deutlich unterstrichen durch eine randomisierte Doppelblindstudie von Wade und Mitarbeitern [25], die die Kombination Aminoglycosid-Meticillin als Vergleichstherapie wählten. 35% der Cephalosporin-Aminoglycosid-Gruppe im Vergleich zu 17% der Methicillin-Aminoglycosid-behandelten Patienten zeigten renale Komplikationen. Man kann aus den vorliegenden Untersuchungen den Schluß ziehen, daß die kombinierte Gabe von Aminoglycosid- und Cephalosporin-Antibiotika ein hohes Risiko gravierender nephrotoxischer Komplikationen beinhaltet.

Die Indikationsstellung sollte daher auf lebensbedrohliche Infektionen mit dem entsprechenden Resistenzmuster beschränkt bleiben, das Risiko eines akuten Nierenversagens muß hierbei sorgfältig kalkuliert werden.

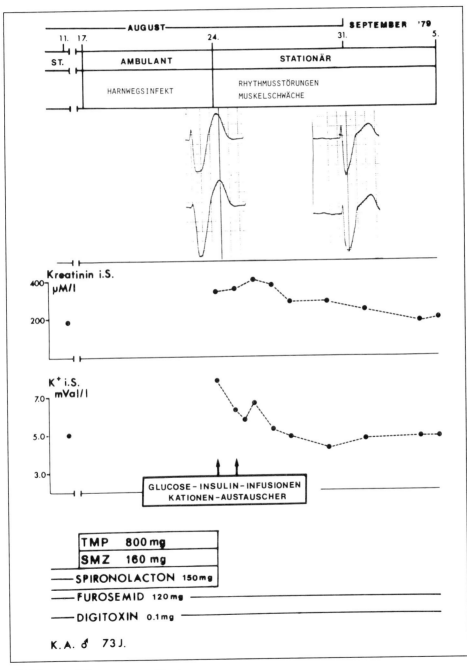

Abbildung 3: Erläuterungen s. Text!

3. Trimethoprim-Sulfametoxazol

Ein weiteres, bisher nicht ausreichend geklärtes Problem ist das Verhalten der Nierenfunktion unter diesem Kombinations-Chemotherapeutikum, das auch als Cotrimoxazol bezeichnet wird. Zur Erläuterung folgendes Beispiel aus der Klinik (Abb. 3):

Ein 73jähriger Patient mit einer benignen Nephrosklerose mit Einschränkung der Nierenfunktion infolge einer langen bestehenden arteriellen Hypertonie erhält wegen seiner Harnwegsinfektion zwei Tabletten TMP-SMZ täglich. Er kommt nach wenigen Tagen mit Rhythmusstörungen und Muskelschwäche in die Klinik. Im EKG finden sich breite QRS-Komplexe mit spitzen T-Wellen, das Plasmakalium liegt bei 7,5 mVal/l bei durchlaufender Spironolacton-Therapie. Das Serumkreatinin ist auf über 400 μMol/l angestiegen.
Alle Parameter der verschlechterten Nierenfunktion sind nach Absetzen von TMP-SMZ voll reversibel.

Von KALOWSKI und Mitarbeitern [26] ist auf eine mögliche Verschlechterung einer vorbestehenden Niereninsuffizienz durch TMP-SMZ hingewiesen worden. Diese Befunde wurden von anderen Autoren nicht bestätigt. BERGLUND und Mitarbeiter [22] und BRÄUTIGAM und Mitarbeiter [28] fanden interessanterweise eine Hemmung der tubulären Kreatininsekretion durch Trimethoprim. Hierdurch wäre ein rein rechnerischer Anstieg des Serumkreatinin von 20 bis 30% bei konstanter glomerulärer Filtration erklärbar. Die Fälle von KALOWSKI und Mitarbeitern [26] sowie der hier gezeigte Fall sind jedoch nicht durch eine reine Hyperkreatininämie, sondern nur durch eine Abnahme der GFR zu verstehen. Da bisher keine kontrollierten Studien mit ausreichendem Patientengut vorliegen, ist schwer zu entscheiden, in welchem Maße und durch welche Mechanismen dieses vielverordnete Medikament Funktionsstörungen der Niere verursacht. Auch die Frage der Kontrolle einer möglichen Nephrotoxizität durch Plasmaspiegelbestimmungen ist bisher nicht abzuschätzen.
An dieser Stelle ist es wichtig, noch einmal zu betonen, daß Nierenschäden durch Antibiotika oder Chemotherapeutika keineswegs nur durch toxische Mechanismen ausgelöst werden können. Vielmehr kann es zu einer akuten interstitiellen Nephritis auf allergischer Grundlage kommen. Auch diese Situation sei durch eine Kasuistik erläutert (Abb. 4):

Eine 73 Jahre alte Patientin kommt nach einer Synkope in die Aufnahmestation des Klinikums Steglitz. Im EKG findet sich ein AV-Block 2. Grades mit Wenckebach-Periodik. Es besteht eine erhebliche Niereninsuffizienz mit Kreatininwerten über 500 μMol/l. Aus der Anamnese erfahren wir, daß die Patientin drei Monate zuvor noch ein normales Serumkreatinin hatte. Wegen eines Harnwegsinfektes war eine Therapie mit Piromidsäure (Septural®) eingeleitet worden. Es bestand jetzt eine leichte Proteinurie sowie eine Leukozyturie. Im peripheren Blutbild fand sich eine Eosinophilie. Als Ursache der Synkope konnte eine Digitalisintoxikation wahrscheinlich gemacht werden.
Der histologische Befund der Nierenbiopsie zeigte normale Glomerula und Gefäße bei stark verbreitertem Interstitium und zahlreichen rundzelligen und eosinophilen Infiltraten.
Nach Absetzen der Piromidsäure hat sich die Nierenfunktion bei dieser Patientin wieder vollständig normalisiert.

Es handelt sich um eine akute allergische Reaktion am Interstitium der Niere, wie sie zunächst nach Methicillin, später auch nach Sulfonamiden, Polymyxin B und PAS beobachtet worden ist (zusammenfassende Darstellung bei [1]. Für unsere Überlegungen ist wichtig, daß dieses Krankheitsbild klinisch als akutes Nierenversagen imponieren kann, jedoch im Gegensatz zu den toxischen Nephropathien, in keiner Weise dosis- und spiegelabhängig auftritt.

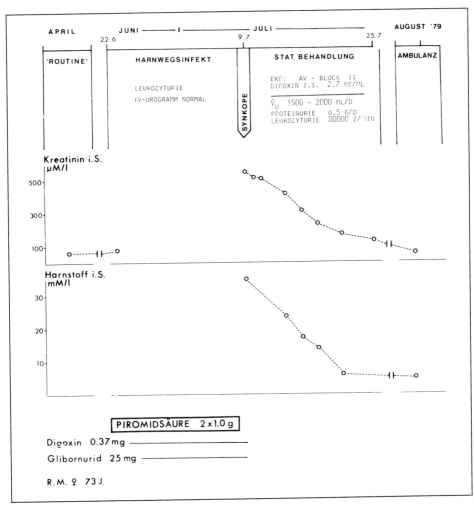

Abbildung 4: Erläuterungen s. Text!

Welche Parameter können nun zur Vermeidung oder Früherkennung therapiebedürftiger Nierenfunktionsstörungen herangezogen werden?

Obwohl die Messung von Serumkonzentrationen inzwischen für eine Reihe von Antibiotika möglich geworden ist, ist ihre Anwendung in der klinischen Praxis bisher noch sehr limitiert. Die Notwendigkeit von Serumkonzentrationsbestimmungen scheint am ehesten bei Aminoglycosid-Antibiotika gegeben zu sein. Im Hinblick auf die relativ geringe therapeutische Breite dieser Substanzen und die Gefährdung der mit ihnen behandelten Patienten erscheint dies gerechtfertigt. Es gibt nur wenige Untersuchungen, die sich mit der Bedeutung der Aminoglycosidserumkonzentration für die Ausbildung renaler Nebenwirkungen beschäftigt haben.

Dahlgren und Mitarbeiter [29] fanden bei etwa einem Drittel der Patienten, die minimale Gentamicin-Konzentration von über 2 mg/l aufwiesen, nephrotoxische Symptome, während die Patienten mit niedrigeren Konzentrationen keine Hinweise für Nephrotoxizität zeigten. Auch die Prospektivstudie von Colburn und Mitarbeitern [30] bei allerdings nur 6 Patienten ist in dieser Richtung zu interpretieren. Insgesamt sind die vorliegenden Daten also noch nicht überzeugend.

	praerenale Filtratabnahme	akutes Nierenversagen
U_{osmol} (mosmol/kg)	518 ± 35	369 ± 20
U_{Na} + (mVal/l)	18 ± 3	68 ± 5
$U/P_{Kreatinin}$	45 ± 6	17 ± 2
„renal failure index"	0,6 ± 0,1	10 ± 2

Tabelle 2: Osmolalität und Natrium-Konzentration sowie $U/P_{Kreatinin}$ und „renal failure index" = U_{Na} + : $U/P_{Kreatinin}$ bei Patienten mit praerenaler Verschlechterung der Nierenfunktion (n = 30) und akutem Nierenversagen (n = 24) nach [31].

Es war zuvor schon erwähnt, daß die Nephrotoxizität der Aminoglycoside ganz offenkundig auch von anderen pathophysiologischen Parametern — Dehydratation, Hyponatriämie, Kombination mit anderen nierenschädlichen Stoffen — abhängt; auch von daher wird eine einfache Korrelation zwischen Serumkonzentrationen und Auftreten von akutem Nierenversagen nicht zu erwarten sein. Umgekehrt wird die alleinige Kontrolle der Serumkonzentrationen der nephrotoxischen Antibiotika sicher nicht ausreichen, um ein akutes Nierenversagen rechtzeitig zu diagnostizieren. Bei schwerkranken Patienten erlauben im Zustand des beginnenden Nierenversagens die Messungen der Urinosmolalität und der Natrium-Konzentration im Urin sowie des Quotienten aus Kreatininkonzentration im Urin und im Plasma eine Differenzierung zwischen prärenaler Filtratabnahme und nephrotoxischem Effekt, z. B. in Form des von der Arbeitsgruppe von W. SCHRIER angegebenen „renal failure index" [31] (s. Tab. 2!).
Auf die Bedeutung der Enzymanalysen im Urin ist bereits eingegangen worden. Inwieweit diese in Zukunft bei der Frühdiagnostik schwerer Nierenfunktionsstörungen miteingesetzt werden können, läßt sich zur Zeit noch nicht übersehen. Hierzu wären prospektive Untersuchungen notwendig, in denen die Enzymanalysen mit klinisch-physiologischen Parametern sowie den Serumkonzentrationen verglichen werden müßten.
Zusammenfassend muß heute für die Anwendung potentiell nephrotoxischer Antibiotika in der Klinik ein nicht nur auf die Diagnostik beschränktes, sondern Indikation, Dosierung und Therapiedauer umfassendes Konzept empfohlen werden. Dies läßt sich folgendermaßen formulieren:

1. Engmaschige Kontrolle des Serumkreatinins und/oder der Kreatinin-Clearance vor, während und nach der Therapie.
2. Dosierung streng nach Maßgabe der Nierenfunktion.
3. Vermeidung von Dehydratation und/oder Hyponatriämie.
4. Wenn möglich, Vermeidung zusätzlicher nephrotoxischer Pharmaka.
5. Therapiedauer so kurz wie möglich halten, wenn möglich andere nephrotoxische Substanzen erst nach Intervall geben.
6. Serumkonzentrationskontrollen bei Aminoglycosiden allenfalls in problematischen Fällen.
7. Besondere Vorsicht bei älteren Patienten, Patienten mit Niereninsuffizienz, hypotoner Dehydratation und Schock.

Literatur

[1] APPEL, G. B., and H. C. NEU: New Engl. J. Med. 196, 663 (1977).
[2] BLÜMEL, A., U. JANSING, D. KRAFT and W. THIMME: Intensivmed. 13, 271 (1976).
[3] HEWITT, W. L.: Postgrad. Med. J. 50; Suppl. 7, 55 (1974).

[4] WHELTON, A., and W. G. WALKER: Kidney Intern. *6*, 131 (1974).

[5] WHELTON, A., G. G. CARTER, T. J. CRAIG, H. H. BRYANDT, D. V. HERBST and W. G. WALKER: J. Antimicrob. Agents *4*, 13 (1978).

[6] EDWARDS, C. Q., CR. SMITH, K. L. BAUGHMAN, J. F. ROGERS and P. S. LIETMANN: Antimicrob. Agents Chemother. *9*, 925 (1976).

[7] SCHENTAG, J. J., W. K. JUSKO, M. E. PLANT, T. J. COMBO, J. W. VANCE and E. ABRUTYN: J. Am. Med. Ass. *238*, 327 (1977).

[8] SACK, H., H. FREIESLEBEN, B. ZÜLLICH, H. BECK und E. SCHULZ: in: HITZENBERGER, G. (Ed.): Aminoglycosid Antibiotika. S. 69, München 1978.

[9] LUFT, F. C. L. I. RANKIN, R. S. SLOAN and M. N. YUM: Antimicrob. Agents Chemother. *14*, 284 (1978).

[10] WAITZ, J. A., E. L. MOSS JR. and M. J. WEINSTEIN: J. Infekt. Dis. *124*, Suppl. 125 (1971).

[11] HOUGHTON, D. C., M. HARTNETT and M. CAMPBELL-BOSWELL: Am. J. Pathol. *82*, 589 (1976).

[12] BENNETT, W. M., M. N. HARTNEIT and D. GILBERT: Proc. Soc. Exp. Biol. Med. *151*, 736 (1976).

[13] HSU, C. H., T. W. KURTZ and R. E. EASTERLING: Proc. Soc. Exp. Biol. Med. *146*, 894 (1974).

[14] BARR, G. A., R. J. MAZZE and M. J. COUSINS: Br. J. Anaesth. *45*, 306 (1973).

[15] MONDORF, A. W., J. BREIER, J. HENDUS, J. E. SCHERBERICH, G. MACKENRODT, P. M. SCHAH, W. STILLE und W. SCHOEPPE: Europ. J. Clin. Pharmacol. *13*, 123 (1978).

[16] WILFERT, J. N., J. P. BURKE and H. A. BLOOMER: J. Infect. Dis. *124*, Suppl., 148 (1971).

[17] GARY, N. E., I. BUZZCO and J. SALAK: Arch. Intern. Med. *136*, 1101 (1976).

[18] APPEL, G. B., and H. C. NEU: New Engl. J. Med. *296*, 722 (1977).

[19] OPITZ, A., I. HERMANN, D. von HERRATH und K. SCHAEFER: Med. Welt *22*, 434 (1971).

[20] KLEINKNECHT, D. and P. JUNGERS: Lancet I (1973), 1129.

[21] BOBROW, S. N., E. JAFFE and R. C. YOUNG: J. Am. Med. Ass. *222*, 1546 (1972).

[22] FILLASTRE, J. P., R. LAUMONIER, R. HUMBERT, D. DUBOIS, J. METAYER, A. DELPECH, J. JEROY and M. ROBERT: Brit. Med. J. II (1973), 396.

[23] The EORTC International Antimicrobial Therapy Project Group: J. Infect. Dis. *137*, 14 (1978).

[24] KLASTERSKY, J. C., M. HENSGEN, M. GERARD and D. DANEAU: Antimicrob. Agents Chemother. *7*, 742 (1975).

[25] WADE, J. C., C. R. SMITH, B. G. PETTY, J. J. LIPSKY, G. CONRAD, J. ELLMER and P. S. LIETMAN: Lancet II (1978), 604.

[26] KALOWSKI, S., R. S. NANRA, TH. MATTEW, P. KINCAID-SMITH: Lancet I (1973), 394.

[27] BERGLUND, F., J. KILLANDER, and R. POMPEIUS: J. Urol. *114*, 802 (1975).

[28] BRÄUTIGAM, M., P. FROESE, R. BAETHKE und M. KESSEL: Klin. Wochenschr. *57*, 95 (1979).

[29] DAHLGREN, J. G., E. T. ANDERSON and W. L. HEWITT: Antimicr. Agents Chemother *8*, 58 (1975).

[30] COLBURN, W. A., J. J. SCHENTAG, W. J. JUSKO and M. GIBALDI: J. Pharmacokin. Biopharm. *6*, 179 (1978).

[31] MILLER, TH. R., R. J. ANDERSON, S. L. LINAS, W. L. HENRICH, A. S. BERNS, P. A. GABOW and R. W. SCHRIER: Ann. Intern. Med. *89*, 47 (1978).

Diskussion [zu Vortrag Molzahn]

Hierholzer:
Vielen Dank, Herr Molzahn, für Ihre Ausführungen. Ich bitte um Kommentare.

Staib:
Ist untersucht worden, ob zwischen den von Herrn Molzahn empfohlenen pathophysiologischen Parametern zum Nachweis einer Nephrotoxizität und den Serumkonzentrationen von Aminoglykosid-Antibiotika eine Beziehung besteht?

Molzahn:
Nein, Herr Staib, leider nicht. Mir sind keine entsprechenden Untersuchungen bekannt.

Hierholzer:
Weitere Fragen und Kommentare.

Kuschinsky:
Sie berichteten uns von allergischen Nierenschädigungen nach Medikamenten und wiesen darauf hin, daß dabei eosinophile Zellen im Harn erscheinen können. Ist das ein regelmäßiger Befund, der diagnostisch verwertet werden kann, oder war das nur ein Zufallsbefund.

Molzahn:
Dieser Befund wird in Übersichtsarbeiten als Rarität erwähnt. Wir haben ihn in dem einen gezeigten Fall gesehen, bei zwei anderen Fällen nicht.

Vöhringer:
Herr Molzahn, gibt es hinsichtlich der Nephrotoxizität Unterschiede zwischen den einzelnen Aminoglykosiden. Ich weiß, daß es prospektive Studien gibt, die zum Beispiel einen Unterschied zwischen Sisomycin und Gentamycin hervorheben. Allerdings bezog sich dieses auch auf die Ototoxizität. Es wäre vielleicht ganz wichtig zu wissen, ob solche Unterschiede statistisch signifikant sind, da man dann entsprechende Substanzen therapeutisch bevorzugen kann.

Molzahn:
Ja, sicher gibt es diese Unterschiede. Neomycin ist das mit Abstand am stärksten nephrotoxische Aminoglykosid-Antibiotikum, Methylmycin offensichtlich das am geringsten nephrotoxisch wirkende. Alle anderen bewegen sich irgendwo in der Mitte dazwischen. Ich glaube, daß der Unterschied zwischen Sisomycin und Gentamycin, was die Nephrotoxizität angeht, keine große Rolle spielt. Was die Ototoxizität angeht, schon. Da ist das Sisomycin sicherlich günstiger.

Erdmann:
Sie haben so nebenbei gesagt, daß für Gentamycin ein aktiver Transport in die Zellen diskutiert wird. Da bin ich etwas kritisch. Es könnte ja auch sein, daß es eine Zahl von sättigbaren intrazellulären Bindungsstellen gibt. Das würde nämlich Ihren Befund ebenso erklären, daß mit steigender Konzentration das TM-Verhältnis gegen 1 geht. Haben Sie irgendeinen anderen Befund, der dafür spricht, daß es einen aktiven Transport in die Zellen gibt?

Molzahn:
Nein, ich habe das auch mehr in Parenthese gesagt. Ich kenne auch keine Literatur, die eine genaue Klärung dieses Sachverhaltes ermöglicht. Ich glaube, für die Frage, wie die Nephrotoxizität von Gentamycin zustande kommt, ist das wohl auch nicht von großer Bedeutung.

Hierholzer:
Ist es wirklich so, daß die Frage nach der nephrotoxischen Wirkung einer Kombination von Cephaloridin und Gentamycin beantwortet ist? Was weiß man über den Mechanismus der additiven oder gar potenzierenden Wirkung?

Molzahn:
Es ist sogar noch schlimmer. Ich habe das im einzelnen hier nicht ausgeführt. Tatsächlich gibt es tierexperimentelle Versuche, nach denen Cephaloridin die Nephrotoxizität von Gentamycin vermindert, d.h. die Toleranz für Gentamycin durch Cephaloridin erhöht werden kann. Meine Aussagen

bezogen sich nur auf die sehr wichtige Frage nach dem Wirkungsmechanismus der Antibiotika-ausgelösten Nephrotoxizität.

Hierholzer:

Die Frage ist zunächst, wie Antibiotika mit unterschiedlicher Nephrotoxizität in der Niere transportiert werden und ob unterschiedliche Befunde bei verschiedenen Tierspecies etwa durch unterschiedliche Transportmechanismen zu erklären sind. Offensichtlich scheint nicht genügend Erfahrung auf diesem Gebiet vorzuliegen.

Molzahn:

Für die Cephalosporine ist an sich bekannt, daß sie sezerniert werden, während Gentamycin aus dem proximalen Tubulusvolumen aufgenommen wird in die Zellen. Über unterschiedliche Transportsysteme in unterschiedlichen Tierspecies ist mir nichts bekannt. Mir sind nur die Befunde bekannt, daß bei der Ratte und beim Hund die Wirkung der Kombination anders aussieht als beim Menschen.

Hildebrandt:

Herr Molzahn, zwei Fragen: die erste Frage zur Enzymdiagnostik. Sie haben diesen Komplex nur gestreift. Vielleicht gibt es doch einige Hinweise auf die Bedeutung im Harn. Mich interessiert die Frage, wie die Alaninaminopeptidase im Verhältnis zur Gamma-GT zu sehen ist? Gibt es da Untersuchungen? — Meine zweite Frage betrifft den Mechanismus der Nephrotoxizität im proximalen Bereich. Welche Rolle spielen da die Lysosomen? Gibt es so etwas wie eine Anreicherung der Aminoglykoside im Bereich der Lysosomen der proximalen Tubuluszellen?

Molzahn:

Zur ersten Frage, Herr Hildebrandt, die Befunde hinsichtlich der Gamma-GT sind mir bekannt; ich habe hier nur die Mohndorfschen Befunde zitiert. Ich meine durchaus, daß dies ein Feld ist, das in den nächsten Jahren Bedeutung bekommen kann. In den klinischen Studien wird dies in erster Linie bei Patienten nach Nirentransplantation bearbeitet. Da gibt es auch schon handfeste Befunde. Zum Beispiel weiß man, daß bei Gentamycin-Behandlung die Gamma-GT noch eher als die HAP vermehrt ist, noch eher übrigens das Serum Kreatinin ansteigt. Allerdings ist die transplantierte Niere kein sehr gutes Modell für die normale Niere des Menschen, weil sie verschiedenen Einflüssen unterliegt, die nicht „normal" sind. Ich glaube jedoch durchaus, daß die Enzymdiagnostik im Urin ein lohnendes Feld ist.

Was die andere Frage angeht, kann ich sie nicht beantworten.

Hildebrandt:

Ich wollte nur darauf hinweisen, daß auf dem letzten Mainzer Pharmakologenkongreß Arbeiten vorgestellt wurden über die Anreicherung von Aminoglykosiden in den Lysosomen der Niere. Da wurde offensichtlich auch der Mechanismus der Nephrotoxizität durch diese Substanzen behandelt. Ich kann das nur als Anregung zitieren.

Hierholzer:

Die Aufnahme von Aminoglykosiden in die proximalen Zellen kann im Prinzip durch Resorption oder aber auch durch Pinozytose erfolgen. Die Frage ist jedoch, ob es hier nicht noch einen ganz anderen Mechanismus gibt, nämlich den des Kontaktes hoher Konzentrationen an Basolateralmembranen, die direkt auf die Natrium-Kalium-ATPase einwirken. Auch so könnte man hypothetisch die Toxizität von Aminoglykosiden erklären.

Hildebrandt:

Ich meine, daß die Autoren eine „spezifische Anreicherung" von Aminoglykosidantibiotika nachgewiesen haben.

Molzahn:

Das Erscheinen gewisser lysosomaler Enzyme im Urin läßt natürlich darauf schließen, daß der Mechanismus, den Sie ansprechen, eine Rolle spielen kann.

Schlußbemerkung von *Hierholzer:*

Meine Damen und Herren. Wir sind damit am Ende des Programmes angelangt. Ich möchte auf ein längeres Schlußwort verzichten. Die Aktualität der gewählten Themen wird unterstrichen durch die rege Diskussion. Ich danke allen Referenten und Diskussionsrednern des dritten Berliner Seminars und schließe hiermit die Sitzung.

Verzeichnis der Autoren

BAETHKE, R., Prof Dr. med.
Abteilung für Nieren- und Hochdruckkranke,
Peter Friedrich Ludwig Hospital, Peterstraße 1—13,
2900 Oldenburg, Tel. 04 41 / 2 40 51

BORNER, K., Prof. Dr. med.
Institut für Klinische Chemie und Klinische Biochemie,
Klinikum Steglitz der FU Berlin, Hindenburgdamm 30,
1000 Berlin 45, Tel. 0 30 / 98-25 14

FLASCH, H., Dr. rer. nat.
Pharma-Forschung, Biochemie, Beiersdorf AG,
Unnastraße 48, 2000 Hamburg 20, Tel. 0 40/—56 91

KIRSTEN, R., Prof. Dr. med.
Abteilung für Klinische Pharmakologie, Klinik der
Johann-Wolfgang-Goethe-Universität, Theodor-Stern-
Kai 7, 6000 Frankfurt am Main 70,
Tel. 06 11/6 30—1 76 16

MOLZAHN, M., Prof. Dr. med.
Abteilung für Nephrologie, Medizinische Klinik,
Klinikum Steglitz der FU Berlin, Hindenburgdamm 30,
1000 Berlin 45, Tel. 0 30 / 7 98—39 73

STAIB, A. H., Priv.-Doz. Dr. sc. med.
Abteilung für Klinische Pharmakologie, Klinik der
Johann-Wolfgang-Goethe-Universität, Theodor-Stern-
Kai 7, 6000 Frankfurt am Main 70,
Tel. 06 11 / 6 30—1 76 21

VÖHRINGER, H.-F., Priv.-Doz. Dr. med.
Innere Abteilung, Schloßparkklinik Berlin,
Heubener Weg 2, 1000 Berlin 19, Tel. 0 30 / 32 10 81

Sachwortverzeichnis